新体系看護学全書

疾病の成り立ちと回復の促進 ❷
感染制御学・微生物学

メヂカルフレンド社

本書デジタルコンテンツの利用方法

本書のデジタルコンテンツは、専用Webサイト「mee connect」上で無料でご利用いただけます。

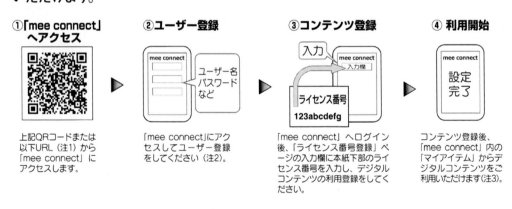

注1：https://www.medical-friend.co.jp/websystem/01.html
注2：「mee connect」のユーザー登録がお済みの方は、②の手順は不要です。
注3：デジタルコンテンツは一度コンテンツ登録をすれば、以後ライセンス番号を入力せずにご利用いただけます。

ライセンス番号　a005 0301 nihzc8

※コンテンツ登録ができないなど、デジタルコンテンツに関するお困りごとがございましたら、「mee connect」内の「お問い合わせ」ページ、もしくはdigital@medical-friend.co.jpまでご連絡ください。

まえがき

　本書は 2007 年に私の前任である東邦大学名誉教授，辻明良先生が初版として編集・執筆され，2013 年に改訂された第 2 版の『微生物学・感染制御学』の再改訂版である。辻明良先生は初版で，従来の"微生物学"による病原微生物の分類・構成を尊重しながらも，臨床で遭遇する疾患別の分類を織り込むことで，より実践的な感染防御が理解できるように構成された。また，第 2 版の改訂では"感染制御"の実際が理解できるような構成に改めるとともに，タイトルを『微生物学』から『微生物学・感染制御学』と変更され，微生物学の必要性と「"感染制御"を実行するため」という目的で編集された。

　その後，日本に限らず世界の感染症を取り巻く環境は大きく変化し，新興感染症の台頭，WHO，CDC が脅威としてあげた抗菌薬耐性菌問題，加えて日本における医療制度の変革など感染制御学が担うべき役割も多肢にわたるようになってきた。特に 2019 年から現在（2024 年 10 月）まで続いている新型コロナウイルス感染症のパンデミックは人類の社会環境や生活様式に甚大な影響を及ぼし，大きなインパクトをもたらした。

　このような背景のもと，本書は第 2 版の基幹部分を残しながらも，看護学を学ぶ学生に限らず幅広い分野の医療従事者が，医療関連施設，さらには社会全体の感染制御を実践できるよう，全体にわたり大幅な改訂を行うとともに，タイトルも『感染制御学・微生物学』に変更した。

　今回の改訂には"免疫学"を担当いただいた本学医学部の内藤拓先生を含め，看護学部 感染制御学の教員 3 人がひざを突き合わせ，多くの時間をかけ，何度も修正と校閲を繰り返し，編纂を重ねて出来上がった改訂版である。それゆえ，自信をもって出版に至った『感染制御学・微生物学』と自負している。

　最後に，本書の改定・編集にあたり，多くの労をとっていただいた執筆者の皆様と，多大なるサポートをしていただいたメヂカルフレンド社編集部の皆々様へ深謝する。

2024 年 10 月

小林　寅喆

執筆者一覧

編集

小林　寅喆　　　東邦大学看護学部 感染制御学 教授

執筆（執筆順）

金坂伊須萌　　　東邦大学看護学部 感染制御学 講師
勝瀬　明子　　　東邦大学看護学部 感染制御学 准教授
小林　寅喆　　　東邦大学看護学部 感染制御学 教授
内藤　　拓　　　東邦大学医学部 免疫学講座 准教授

目次

第1章 感染と発症　001

Ⅰ 感染の成立と発症　金坂伊須萌　002

A 感染とは　002

B 感染の成立　002

C 発症　003

Ⅱ 顕性感染と不顕性感染　003

Ⅲ 感染経路　VIDEO 勝瀬　明子　004

1 接触感染　004
2 飛沫感染　004
3 空気感染（飛沫核感染）　005
4 エアロゾル感染　006
5 経口感染　006
6 血液媒介感染（針刺し事故を含む）　006
7 性行為感染　006
8 昆虫媒介感染　006
9 動物からの感染　006
10 垂直感染（母子感染）　006
11 水平感染（伝播）　006

Ⅳ そのほかの感染経路　007

1 トイレ　007
2 ノロウイルス感染者の周辺環境　007
3 医療用携帯電話, 端末機器, パソコンなど　008
4 顔面（鼻周囲）と手指　008
5 水回り　009
6 玩具　009
7 土壌　009

第2章 感染症　011

Ⅰ 食中毒　小林　寅喆　012

A 病原微生物による食中毒　013

1 細菌性食中毒　013
2 ウイルス性食中毒　014
3 原虫性食中毒　014

B 食中毒の発生　014

Ⅱ 性（行為）感染症　015

A 性（行為）感染症の近年の動向　015

1 クラミジア, 淋菌, ヘルペス, 尖圭コンジローマ, 梅毒（五類感染症）　015
2 HIV/AIDS　016
3 エムポックス（サル痘）　017

Ⅲ そのほかの感染症　VIDEO 017

1 疥癬　017

Ⅳ 人獣（畜）共通感染症　金坂伊須萌　019

Ⅴ 新興・再興感染症　勝瀬　明子　020

A 新興感染症　020

1 新興感染症とは　020
2 新興感染症の問題点　020

B 再興感染症　021

Ⅵ 感染症と流行　022

A エンデミックとエピデミック　022

B アウトブレイクとパンデミック　023

第3章 免疫と生体防御　内藤　拓　025

Ⅰ 免疫系の概要　026

A 免疫とは　026

B 免疫系の構成要素　026

1 免疫反応の概要：自然免疫と獲得免疫　VIDEO 026
2 自然免疫にかかわる細胞　028
3 獲得免疫にかかわる細胞　029
4 液性の防御因子　029
5 自然免疫と獲得免疫の協力関係　030
6 サイトカインとケモカイン　030
7 免疫反応の4類型　031
8 バリアとしての皮膚・粘膜　031
9 リンパ組織・臓器　031
10 リンパ球の循環　033

Ⅱ 自然免疫　034

A 自然免疫細胞の病原体認識　034

B ウイルス感染に対する自然免疫　034

C 細菌感染に対する自然免疫　035

目次　v

D 補体 035

E 自然リンパ球 (ILC) の役割 037

F 自然免疫から獲得免疫へ 038

Ⅲ 獲得免疫 038

A 獲得免疫細胞の病原体認識 `VIDEO` 038
1 リンパ球の抗原認識 038
2 B細胞受容体（BCR）・抗体 `VIDEO` 040
3 T細胞受容体（TCR） 044
4 MHCの構造と機能 045

B T細胞の活性化と役割 047
1 TCRと共受容体 047
2 抗原提示細胞による活性化 048
3 CD4$^+$T細胞の働き 049
4 CD8$^+$T細胞の働き 050
5 感染部位への遊走メカニズム 051
6 メモリーT細胞 051

C B細胞の活性化と抗体産生 051
1 T細胞依存性抗体産生 051
2 T細胞非依存性抗体産生 052

D ウイルス感染防御と細胞傷害性免疫反応 053
1 ウイルス感染に対する自然免疫反応 053
2 ウイルス感染に対する細胞性免疫反応 053
3 ウイルス感染に対する液性免疫反応 053
4 ウイルスによる免疫反応回避メカニズム 053

E ほかの感染に対するヘルパー型免疫反応 054

F 免疫反応の制御 055

Ⅳ 免疫の利用 056

A 予防 (ワクチン) `VIDEO` 056

B 治療 058

第 **4** 章 感染予防と感染制御 059

Ⅰ 感染症の予防 小林 寅喆 060

A 感染制御 060
1 感染制御の基本 060
2 各種予防策 060
　1 標準予防策 060
　2 標準予防策の実際 060

B 感染経路別予防策 061

---

1 接触感染予防策 061
2 飛沫感染予防策 062
3 空気感染予防策・エアロゾル (マイクロ飛沫) 感染予防策 063

Ⅱ 免疫による予防と治療 063

A ワクチン 063

B 予防接種 065
1 定期予防接種 065
2 任意接種 066
3 予防接種スケジュール 066

Ⅲ 滅菌と消毒 勝瀬 明子 066

A 滅菌と滅菌法 066
1 滅菌 066
2 滅菌法 067

B 消毒と消毒法 069
1 消毒 069
2 消毒法 069

C 医療器具・器材の滅菌と消毒 071

D 患者区域とその周囲環境の消毒 071

E 生体の消毒 072
1 手指衛生 072
2 そのほかの消毒 074

Ⅳ バイオハザードとバイオセーフティ 075

A バイオハザード 075

B バイオセーフティ 076

Ⅴ 医療関連感染とその対策 小林 寅喆 077

A 病院感染 078
1 感染経路 078
2 感染対策 078

B 高齢者施設感染 079
1 感染経路 079
2 感染対策 079

C 在宅 (訪問看護) 感染 080

第5章 感染症と法律　勝瀬　明子　081

I 感染症法　082

A 感染症の類型　082
  1 感染症法による分類　082
  2 指定感染症と新感染症　083
B 届け出　084
C 予防措置　084
D 入院措置　084
E 特定病原体等　084

II そのほかの法律　085

A 検疫法　085
B 学校保健安全法　085
C 予防接種法　086

第6章 微生物と病原体　金坂伊須萌　087

I 微生物の概要　088

A 微生物の構造　088

II 微生物の大きさ　089

III 細菌の形態と構造　089

A 細菌の形態　089
  1 細菌の形状　089
  2 細菌の配列　090
B 細菌の基本構造　090
  1 細菌細胞の基本構造　**VIDEO** 090
  2 細菌の付属器官　091
  3 細菌の分裂と増殖　093
  4 細菌の発育　093

IV 常在細菌　094

  1 皮膚の常在菌　094
  2 口腔・鼻腔の常在菌　094
  3 腸内の常在菌　095
  4 腟の常在菌　095

第7章 微生物と感染症　金坂伊須萌　097

I 細菌　098

A グラム陽性球菌　098
  1 ブドウ球菌（Genus *Staphylococcus*）　098
  2 レンサ球菌（Genus *Streptococcus*）　100
  3 腸球菌（Genus *Enterococcus*）　102
B グラム陰性球菌　103
  1 淋菌（*Neisseria gonorrhoeae*）　103
  2 髄膜炎菌（*Neisseria meningitidis*）　103
  3 モラクセラ カタラーリス（*Moraxella catarrhalis*）　104
C グラム陽性桿菌　104
  1 グラム陽性有芽胞菌 - バチルス属
   （Genus *Bacillus*）　104
  2 グラム陽性有芽胞菌 - クロストリジウム属
   （Genus *Clostridium*）　105
  3 グラム陽性有芽胞菌 - クロストリジオイデス属
   （Genus *Clostridioides*）　106
  4 グラム陽性無芽胞菌　107
D ブドウ糖発酵性グラム陰性桿菌　108
  1 腸内細菌目細菌（Enterobacterales）　108
  2 そのほかのブドウ糖発酵性グラム陰性桿菌　112
E ブドウ糖非発酵性グラム陰性桿菌　113
  1 シュードモナス属（Genus *Pseudomonas*）　113
  2 アシネトバクター属（Genus *Acinetobacter*）　114
  3 バークホルデリア属（Genus *Burkholderia*）　114
F そのほかのグラム陰性桿菌　115
  1 レジオネラ属（Genus *Legionella*）　115
  2 カンピロバクター属（Genus *Campylobacter*）　116
  3 ヘリコバクター属（Genus *Helicobacter*）　116
  4 ボルデテラ属（Genus *Bordetella*）　117
  5 フランシセラ属（Genus *Francisella*）　117
  6 コクシエラ属（Genus *Coxiella*）　117
  7 バクテロイデス属（Genus *Bacteroides*）　117
  8 プレボテラ属（Genus *Prevotella*）/
   ポルフィロモナス属（Genus *Porphyromonas*）　118
  9 フゾバクテリウム属（Genus *Fusobacterium*）　118
G 抗酸菌（acid-fast bacterium）　118
  1 結核菌（*Mycobacterium tuberculosis*）　118
  2 非結核性抗酸菌群
   （non-tuberculosis mycobacteria：NTM）　120
  3 らい菌（*Mycobacterium leprae*）　121

目次　vii

H スピロヘータ 121
1 トレポネーマ属（Genus *Treponema*） 121
2 ボレリア属（Genus *Borrelia*） 122
3 レプトスピラ属（Genus *Leptospira*） 122

I マイコプラズマ属（Genus *Mycoplasma*）
ウレアプラズマ属（Genus *Ureaplasma*） 122
1 肺炎マイコプラズマ（*Mycoplasma pneumoniae*） 122
2 マイコプラズマ ジェニタリウム（*Mycoplasma genitalium*） 122
3 ウレアプラズマ ウレアリチカム（*Ureaplasma urealyticum*） 123

J リケッチア（Rickettsia） 123
1 つつが虫病リケッチア（*Orientia tsutsugamushi*） 123
2 発疹チフスリケッチア（*Rickettsia prowazekii*） 123
3 発疹熱リケッチア（*Rickettsia typhi*） 124
4 紅斑熱リケッチア（*Rickettsia rickettsii*） 124

K クラミジア（Chlamydia） 124
1 クラミジア属（Genus *Chlamydia*） 124
2 クラミドフィラ属（Genus *Chlamydophila*） 125

Ⅱ 真菌 125
A 真菌の形態 125
B 真菌感染症（真菌症） 126

Ⅲ ウイルス 129
A ウイルスの特徴と分類 129
B 主要ウイルスの概要 132
1 発熱性疾患の原因ウイルス 132
2 呼吸器疾患の原因ウイルス 133
3 ウイルス性胃腸炎 136
4 血液疾患の原因ウイルス 137
5 肝炎ウイルス 138
6 中枢神経系の病原ウイルス 139
7 皮膚症状を呈する病原ウイルス 140
8 そのほか 141

Ⅳ 原虫 142
1 赤痢アメーバ（*Entamoeba histolytica*） 143
2 アカントアメーバ（*Acanthamoeba*） 143
3 腟トリコモナス（*Trichomonas vaginalis*） 143

4 ランブル鞭毛虫（*Giardia lamblia*） 144
5 マラリア原虫（*Plasmodium*） 144
6 クリプトスポリジウム（*Cryptosporidium*） 145
7 トキソプラズマ（*Toxoplasma*） 145
8 トリパノソーマ（*Trypanosoma*） 145
9 リーシュマニア（*Leishmania*） 145

Ⅴ プリオン 146
1 プリオンとは 146
2 プリオンの処理 146

第 8 章 感染症の診断 勝瀬 明子 147

Ⅰ 感染症診断とは 148

Ⅱ 感染臓器と検体採取 149
A 検体採取 149
1 検体の質の確認 149
2 検体の塗抹鏡見検査 151
1 グラム染色（Gram 染色） 152
2 塗抹標本の作製 152
3 鏡検 153
4 抗酸染色 153

Ⅲ 培養による起炎菌の検出 154
1 培養 154
2 同定 155

Ⅳ 培養によらない方法 **VIDEO** 156
1 免疫学的手法による抗原検出検査 156
2 遺伝子検出検査 158

Ⅴ 緊急報告（panic value） 159

Ⅵ 薬剤（抗菌薬）感受性検査 160

第 9 章 感染症の治療 小林 寅喆 163

Ⅰ 化学療法と抗微生物薬 164
A 抗菌薬 164
1 抗菌薬の分類 165
2 抗菌薬の作用機序 168

3 特殊な抗菌薬   169

B 抗真菌薬   170

1 抗真菌薬の分類   170

C 抗ウイルス薬   171

Ⅱ 抗菌薬耐性菌／菌交代 (症) 現象
173

A 抗菌薬耐性菌   173

1 自然耐性と獲得耐性   173

B 菌交代 (症) 現象   176

Ⅲ 抗菌薬適正使用
177

巻末付録　日本で接種可能な主なワクチン   179
国家試験問題　解答・解説   181
索引   183

● 本文の理解を助けるための動画を収録した項目に **VIDEO** のアイコンを付しています。
視聴方法：本文中に上記アイコンとともに付している QR コードをタブレットやスマートフォン等の機器で読み込むと、動画を視聴することができます。

第 **1** 章

感染と発症

この章では

- 感染症と発症について理解する。
- 感染経路について理解する。
- 医療環境の微生物について理解する。

I 感染の成立と発症

A 感染とは

　感染が成立するためには，①**病原体**，②**宿主**，③**感染経路**の3つの要因が必要である。病原体を含むものや病原体で汚染されているものが**感染源**であり，感染源から病原体が宿主に侵入する経路が**感染経路**である。

　医療関連感染（healthcare-associated infection），すなわち病院感染あるいは施設内感染の対策で重要なことは，❶**病原体（感染源）を殺滅すること**，❷**感染経路を遮断すること**，❸**宿主の抵抗力を高めること**である。病院感染や集団感染が起こった場合には，それぞれの感染源（病原体）と感染経路の早期把握が重要である。

B 感染の成立

　病原体が生体内に侵入し，定着，増殖した状態を**感染**（infection）という。感染は病原体がヒトの体内に侵入することから始まる。体内に侵入した病原体は臓器細胞に定着する。体内では病原体を排除するために様々な反応を起こす。ここで病原体が排除，もしくは増殖しなければ感染は成立しないが，排除できずに病原体が定着・増殖すると感染が成立する（図1-1）。

　感染成立後，細胞・組織に障害を起こすと発熱，発疹，下痢などの症状を呈する（発症）。病原体が定着から発症するまでの期間を**潜伏期**（incubation period）とよぶ。

　潜伏期の長さは病原体の病原性の強さ，量，増殖力などと宿主の抵抗力，免疫力により異なる。

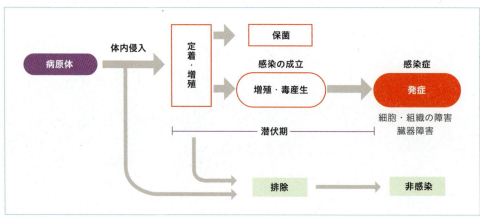

図1-1 感染の成立と発症

C 発症

　感染成立後に発症するかどうかは、病原体の病原性と宿主の抵抗力との均衡に左右される。たとえ健康なヒトでも、その病原体がもつ病原性が宿主の抵抗力よりも強ければ発症する。病原性が弱くても、入院患者や高齢者など抵抗力の弱い人に感染すれば発症してしまう。これを**日和見感染症**という。

II 顕性感染と不顕性感染

　病原体がヒトに感染し、発症することを**顕性感染**という。これに対し、病原体に感染しているにもかかわらず発症しない状態を**不顕性感染**または**無症候感染**という（図1-2）。

　なお、病原体が存在し、症状がない宿主を**保菌者**（**キャリア**）という。症状がなくても他者に感染させることがある。

　一般的な感染症では、潜伏期は数日から1週間程度で、病原体によって異なる。したがって、発症した日をもとに感染した機会を推測することが可能である。しかし、潜伏期が数か月から数十年と長い病原体による感染は、感染した機会の推測が難しいことから、いつ、どこで感染したのか（**感染経路**、**感染源**）が不明なことが多い。

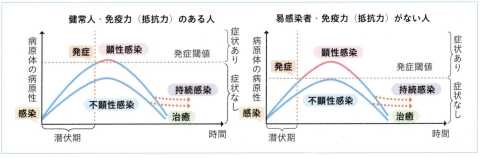

図1-2 顕性感染と不顕性感染

III 感染経路

　病原体がヒトに到達するまでの伝播経路を**感染経路**という。感染経路は，病原体の種類によりある程度決まっているため，病原体と感染経路の関連を理解することにより，感染経路の遮断，すなわち適切な感染予防策の実施につながる（表1-1）。

1. 接触感染

　病原体が排出される傷口や，排泄物などの感染源に接触した手指や器具などから，ほかのヒト（感受性宿主）へ病原体が移動して感染が起こることをいう（図1-3A）。

　感染源であるヒト（患者）との直接的な接触による**直接接触感染**，病原体が付着した器具や環境を介する**間接接触感染**がある。病院感染，性行為による感染も接触感染である。

2. 飛沫感染

　患者や保菌者の咳やくしゃみ，会話によって排出された病原体を含む飛沫（直径5μm以上の大きさ，図1-4）を吸い込み，気道粘膜に到達することにより感染する（図1-3B）。飛沫は気管吸引などの医療処置によっても発生する。飛沫は病原体が水分に覆われているため重く，排出後，重力により30〜80cm/秒の速度で落下する。そのため，空気中を浮遊することはできず，拡散する範囲は約1〜1.5mで，遠方には広がらない。ただし，飛沫が付着した環境や器具を介し接触感染が生じる。

表1-1 各種感染経路と代表的な病原体

感染経路		代表的な病原体
接触感染		各種抗菌薬耐性菌（MRSA, ESBL産生菌, CREなど），ノロウイルス，ロタウイルス，アデノウイルス，インフルエンザウイルス，性感染症の病原体，疥癬虫など
飛沫感染		インフルエンザウイルス，風疹ウイルス，ノロウイルス，肺炎球菌，髄膜炎菌，百日咳菌，肺炎マイコプラズマ，新型コロナウイルス（エアロゾル）など
空気感染（飛沫核感染）		結核菌，麻疹ウイルス，水痘ウイルス
経口感染（食品，水系が媒介）		ノロウイルス，腸管出血性大腸菌，カンピロバクター，サルモネラ属菌，黄色ブドウ球菌，腸炎ビブリオ，ウェルシュ菌，ボツリヌス菌，リステリア，クリプトスポリジウムなど
血液媒介感染（針刺し事故を含む）		B型肝炎ウイルス，C型肝炎ウイルス，HIV，梅毒トレポネーマなど
性行為感染		HIV，HPV，単純ヘルペスウイルス，梅毒トレポネーマ，クラミジア トラコマチス，淋菌など
昆虫媒介感染		マラリア原虫，デング熱ウイルス，ジカウイルス，日本脳炎ウイルス，SFTSウイルス，ツツガムシリケッチア，発疹チフスリケッチアなど
垂直感染	経胎盤感染	トキソプラズマ，風疹ウイルス，サイトメガロウイルス，梅毒トレポネーマなど
	経産道感染	B型肝炎ウイルス，単純ヘルペスウイルス，HIV，B群溶血レンサ球菌，クラミジア トラコマチス，淋菌など
	母乳感染	HTLV-1，HIV，サイトメガロウイルスなど

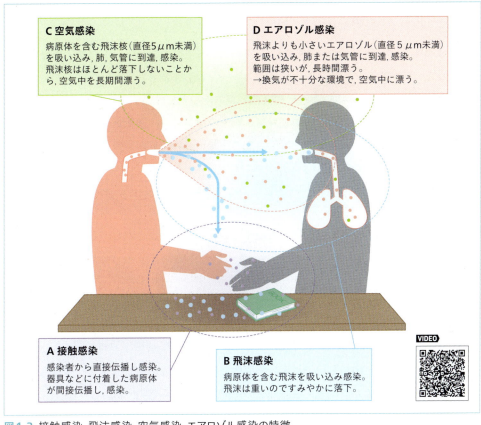

図 1-3 接触感染, 飛沫感染, 空気感染, エアロゾル感染の特徴

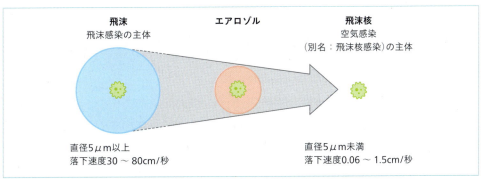

図 1-4 飛沫, エアロゾル, 飛沫核の特徴

3. 空気感染（飛沫核感染）

　飛沫から水分が蒸発し，病原体そのものになった飛沫核（直径5μm未満，図1-4）が空気中を浮遊，飛沫核を吸入し，気道や肺胞に到達することにより感染する（図1-3C）。空気中を長時間浮遊することができ，乾燥にも抵抗するため，広い範囲での感染が起こる。
　結核菌，麻疹ウイルス，水痘ウイルスは空気感染によって，集団感染が発生する。

4. エアロゾル感染

飛沫よりも小さい直径 5 μm 未満の粒子（図 1-4）が空気中を漂い，その粒子を吸い込んで感染する（図 1-3D）。

新型コロナウイルス（SARS-CoV-2）の感染経路の一つとして提唱された。感染者の呼吸，大声，歌唱によりウイルスを含むエアロゾル粒子の量が増え，換気が不十分で密集した環境に一定時間滞留することにより，感染者との距離が遠いにもかかわらず感染が発生した事例が国内外で報告された。

5. 経口感染

病原体に汚染された食品や水を経口摂取することによる。食中毒などとして起こる。

6. 血液媒介感染（針刺し事故を含む）

血液中の病原体に感染する。粘膜への血液の付着，針刺し，切創などにより起こる。

7. 性行為感染

性行為またはそれに準じる行為による病原体の伝播である。病原体を含む体液から感染する。性行為様式により，咽頭，直腸などの生殖器以外にも感染する。

8. 昆虫媒介感染

病原体を媒介する節足動物をベクターという。蚊，ダニ，ノミなどのベクター（媒介）に刺される，咬まれることで感染が起きる。

9. 動物からの感染

病原体を保有する動物や排泄物へ接触したり，咬まれることにより感染する。ヒトと動物間で共通の病原体により生じる感染症を**人獣（畜）共通感染症**という。野生動物，家畜や愛玩動物（ペット）からの感染である。

10. 垂直感染（母子感染）

母体から胎盤を通って胎児に伝播，または産道，母乳を介して新生時に伝播する母子感染のことである。

11. 水平感染（伝播）

感染症患者や保菌者から直接，または間接的に病原体が移動することをいう。母子感染の垂直感染と対比として水平感染とよばれることが多い。

Ⅳ　そのほかの感染経路

　医療機関に限らず介護施設や，家庭，学校などの生活の場においても様々な感染経路がある。日常の医療や生活では見逃されやすいが，易感染宿主がいる，あるいは易感染宿主に接する機会のある環境では，これらの感染経路に対する理解と注意が必要である。

1. トイレ

1　感染経路

　共用のトイレを利用する不特定多数のなかには感染症患者も含まれ，病原体を含む下痢便や吐しゃ物が排泄される。利用時に病原体が個室内の環境に付着する可能性があり，特に高頻度に手指が接触する洗浄レバー，手すり，ドアノブなどは，後の利用者が接触することにより病原体が伝播する可能性があるため，利用後は必ず手洗いを行う。便座表面に付着する可能性や，温水洗浄便座装置で排便後に肛門周囲を洗浄した洗浄液が便座の周囲の環境に付着する可能性もあるため，易感染患者が使用する医療機関においては定期的な消毒や洗浄を必要とする。

　温水洗浄便座装置の場合は，肛門の洗浄水とノズルの温水噴出部位に排泄物由来の病原体が付着したり，貯水式装置の場合は貯水タンクへ混入する可能性がある。実際に病院で使用されている装置から，抗菌薬耐性菌が検出された例や，易感染患者へ伝播した可能性が指摘された事例が報告されている。

2　特徴的な病原体

　大腸菌や肺炎桿菌（クレブシエラ属）などの腸内細菌目細菌，緑膿菌（*Pseudomonas aeruginosa*），アシネトバクターなどとそれらの抗菌薬耐性菌，ディフィシル菌，流行期にはノロウイルスやロタウイルスによる汚染が想定される。

2. ノロウイルス感染者の周辺環境

　床にノロウイルス感染者の吐しゃ物や便が付着した場合，これらの排泄物が乾燥することによりウイルス粒子が空気中に舞い上がり，吸入することで感染が成立することがある。そのため，接触感染防止策を講じたうえで，排泄物が乾燥する前に適切な消毒薬と方法を用いてウイルスを失活させる。

　床面がじゅうたんや畳など排泄物が奥まで浸透する材質の場合は，消毒薬が十分に浸透せず，ウイルスが残存する場合があり，乾燥後にウイルス粒子が舞い上がる。汚染部分の廃棄や熱（アイロンなど）による不活化により感染経路を遮断する必要がある。

3. 医療用携帯電話，端末機器，パソコンなど

　医療施設や介護施設などの医療用携帯電話，端末機器やパソコンは，医療行為の最中に使用するため，病原体が付着しやすい。

　病院看護師が所持する医療用携帯電話とそれを使用する病院看護師の手指から検出された黄色ブドウ球菌のDNAパターンから，同一菌が検出されることが確認されている。そのため医療用携帯電話を使用後，患者に触れる前の手指衛生が必須である。

4. 顔面（鼻周囲）と手指

　鼻腔には黄色ブドウ球菌が常在し，健常人の約30〜40％が保菌する。鼻腔に黄色ブドウ球菌を保菌する例では，手指からも同じ菌が検出されることが報告されている。また，耳ピアス孔にも黄色ブドウ球菌が付着する。無意識に鼻周囲や耳朶（みみたぶ）などの顔面に触れることがあるため，手指にも同じ菌株が付着する（図1-5）。

　医療従事者のなかでも特に看護師においては，一般人に比べ**メチシリン耐性黄色ブドウ球菌（MRSA）**を保菌する割合が高いため，顔面に触れないことや患者に触れる前の手指衛生が必須である。

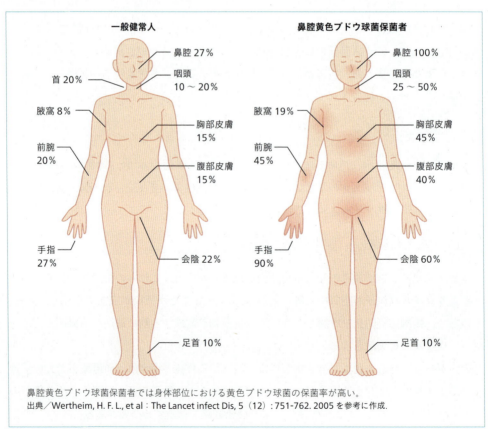

鼻腔黄色ブドウ球菌保菌者では身体部位における黄色ブドウ球菌の保菌率が高い。
出典／Wertheim, H. F. L., et al：The Lancet infect Dis, 5（12）：751-762. 2005 を参考に作成．

図1-5 成人における身体部位別の黄色ブドウ球菌保菌率

5. 水回り

1 | 感染経路

細菌の種類によっては，流しや浴室などに残存するわずかな水分や栄養を利用し生存するため，使用後は水気を拭き取ったり，十分に乾燥させることが重要である。排水口付近には水が溜まりやすく，時に**バイオフィルム**を形成するため，物理的除去も必要となる。

2 | 特徴的な病原体

緑膿菌，マルトフィリア菌，セラチア菌などの湿潤環境を好む日和見感染症の原因菌が水回りから検出されるため，易感染患者の接触や，患者へ使用する物品の接触に注意する必要がある。

非結核性抗酸菌症の原因となる *Mycobacterium avium-intracellulare* complex（MAC）などは，自然環境における水系と生活水系（浴槽のお湯の注ぎ口，シャワーヘッドなど）のしぶきや霧状の水滴からの検出が認められる。

レジオネラ菌は，水に関連する病原体のなかで最も重要で，高い死亡率を示す重症感染症を起こす。水環境のバイオフィルム内やアメーバに寄生し増殖する。配管内にバイオフィルムが形成される場合の危険性は非常に高い。入浴施設に関連した感染例が散発している。

6. 玩具

玩具にも患児由来の病原体が付着し，口に含んだり使用することで感染経路となる。手指衛生が徹底できない小児においては，患児の免疫が易感染状態にある場合，玩具の共用を避けるべきである。

7. 土壌

土壌には極めて多くの微生物が含まれている。食中毒原因微生物（セレウス菌，リステリア菌，腸管出血性大腸菌など）も含まれ，手指や作物を介し経口感染する。手指衛生や作物の洗浄などによる感染経路の遮断が必要となる。

創部感染の原因となる破傷風菌や，肺に吸入し肺炎の原因となる微生物も含まれ（非結核性抗酸菌，レジオネラ菌，クリプトコッカス属や *Aspergillus* 属などの真菌），外傷後，土埃が発生するような工事や災害時，津波により汚水を吸入後に患者が発生することもある。

第 **2** 章

感染症

この章では

- 感染症の種類と特徴を学ぶ。
- 新興感染症と再興感染症を理解する。
- 感染症の流行と分類について学ぶ。

I 食中毒

食中毒とは，飲食物を介して生じる急性中毒症で，原因物質としては病原微生物以外に，化学物質（ヒ素，有機リンなど），自然毒としての動物由来毒（フグ毒など），植物由来毒（毒キノコなど）や寄生虫（アニサキス，クドアなど）によるものも含まれる（表2-1, 2-2, 2-3）。

表2-1 食中毒と病原体

病因物質	総数		
	事件	患者	死者
総数	1021	11803	4
細菌	311	4501	2
サルモネラ属菌	25	655	1
ぶどう球菌	20	258	-
ボツリヌス菌	-	-	-
腸炎ビブリオ	2	9	-
腸管出血性大腸菌（VT産生）	19	265	-
そのほかの病原大腸菌	3	116	1
ウエルシュ菌	28	1097	-
セレウス菌	2	11	-
エルシニア・エンテロコリチカ	-	-	-
カンピロバクター・ジェジュニ／コリ	211	2089	-
ナグビブリオ	-	-	-
コレラ菌	-	-	-
赤痢菌	-	-	-
チフス菌	-	-	-
パラチフスA菌	-	-	-
そのほかの細菌	1	1	-
ウイルス	164	5530	1
ノロウイルス	163	5502	-
そのほかのウイルス	1	28	1
寄生虫	456	689	-
クドア	22	246	-
サルコシスティス	-	-	-
アニサキス	432	441	-
そのほかの寄生虫	2	2	-
化学物質	8	93	
自然毒	57	129	1
植物性自然毒	44	114	1
動物性自然毒	13	15	-
その他	5	592	-
不明	20	269	

資料／厚生労働省：食中毒統計資料．令和5年（2023年）食中毒発生状況．

病原微生物による食中毒

1. 細菌性食中毒

　細菌性食中毒は発症のメカニズムの違いによって，感染型食中毒と毒素型食中毒に分類される（表2-2，2-3）。

1 感染型食中毒

　感染型食中毒とは，病原体が含まれる飲食物を摂食して，宿主に侵入，腸管内に定着，増殖，感染することによって発症する食中毒である。代表的な感染型食中毒の病原体は，**カンピロバクター**（Campylobacter）**属菌**，**サルモネラ**（Salmonella）**属菌**，**下痢原性大腸菌**，**腸炎ビブリオ**などである。これらの病原体は，飲食物を介して体内に侵入した後，感染が成立するまでの**潜伏期**があることから，発症までに半日から数日かかる（表2-3）。嘔吐，腹痛，下痢，悪心，発熱などの臨床症状を呈することが多く，下痢便も水様性や粘血性など病原体によって性質が異なる。排泄物を介してヒトからヒトへ2次感染が生じることもあるの

表2-2 食中毒分類と原因微生物

食中毒分類		原因微生物
細菌性	感染型	カンピロバクター属菌，ウエルシュ菌，サルモネラ属菌，腸管出血性大腸菌（VT産生），その他下痢原性大腸菌，腸炎ビブリオ菌，ナグビブリオ，コレラ菌，エルシニア属菌，赤痢菌，チフス・パラチフス菌，リステリア菌，エロモナス属菌など
	毒素型	黄色ブドウ球菌，セレウス菌，ボツリヌス菌
ウイルス性		ノロウイルス，ロタウイルス，A型肝炎ウイルスなど
原虫性		クリプトスポリジウム，赤痢アメーバ，ランブル鞭毛虫，サイクロスポラ，トキソプラズマなど
寄生虫性		アニサキス，クドア，住肉胞子虫（サルコシスティス），旋毛虫など

表2-3 主な食中毒の原因と潜伏期

原因病原体			主な汚染食材・原因食品	潜伏期
細菌	感染型	サルモネラ属菌	肉類，鶏卵	12～48時間
		赤痢菌	肉類，水	1～3日
		カンピロバクター属菌	鶏肉	2～7日
		腸炎ビブリオ	魚介類	10～24時間
		ウエルシュ菌	肉類，カレーやスープ	6～18時間
		セレウス菌（下痢型）	肉類	8～16時間
		下痢原性大腸菌（腸管出血性大腸菌）	牛肉	3～5日
	毒素型	黄色ブドウ球菌	弁当類，乳製品	1～6時間
		セレウス菌（嘔吐型）	調理済食品	1～6時間
		ボツリヌス菌	瓶詰，真空パック食品	8～36時間
ウイルス			ノロウイルス	カキなどの二枚貝	1～2日
寄生虫			アニサキス	サバ，アジ，イカ	1～8時間
			クドア	ヒラメ	2～数時間

で，家庭内感染および飲食業などの就業には注意が必要である。

2 | 毒素型食中毒

毒素型食中毒とは，飲食物の中で病原体が増殖することにより産生された毒を，直接飲食物とともに摂食して生じる食中毒である。

毒を産生する病原体としては，**黄色ブドウ球菌，セレウス菌，ボツリヌス菌**などである。ボツリヌス毒は胃腸壁から吸収され，神経系統に作用する神経毒である。毒素型食中毒は毒素が原因で発症するので，病原体そのものは生存していないこともある。すなわち，飲食物を加熱して病原体が死滅しても，毒が残存していれば食中毒は起こる。

このことから，毒素型食中毒は感染の成立が必ずしも必要ないので，潜伏期間はなく，数時間から半日程度で発症することが多い（**表2-3**）。臨床症状は感染型とほぼ同じであるが，下痢は水様性であることが多く，発熱はないことが多い。

これらの毒素は，加熱しても壊れない**耐熱性毒**と，熱によって失活する**易熱性毒**に分類される。耐熱性毒を産生する代表的な病原体は黄色ブドウ球菌で，加熱した食品（カレーやスープ，乳製品など）によって起こる事件も多い。一方，ボツリヌス菌の毒素は易熱性なので加熱することで失活する。

2. ウイルス性食中毒

ウイルス性食中毒は，日本では細菌性食中毒より多く，ノロウイルスは代表的な病原体で最も多くの割合を占める。**ロタウイルス**なども原因ウイルスとされる。これらのウイルスによる食中毒は，冬季に多いのが特徴である。

そのほかに，**A型肝炎ウイルス**も原因微生物の1つであり，発展途上国の不衛生な水を介して感染することが多い。

3. 原虫性食中毒

クリプトスポリジウムが代表的な原因微生物で，この原虫に汚染された水系を介して感染する。この原虫は環境中では増殖できないが，長期間生存することが可能で，塩素にも抵抗を示し，少ない量でもヒトに感染することができるので，汚染された水道水による食中毒が報告されている。

B 食中毒の発生

食中毒の発生は国によって傾向があり，年によって大きく異なることもある。一般的には気温が高くなる夏季（6〜9月）に多発する。これらには細菌性食中毒によるものが多く，食材の不十分な加熱や生食が原因である。

一方，ノロウイルスによる**腸管感染症**（胃腸炎）は冬季に多く発生し，感染力が強いこと

014　第2章　感染症

から大規模な事件になることが多い。また，近年の外食産業や流通の拡大により，大規模で広範囲にわたる食中毒の発生がみられる。ひとたび大規模な流行（**アウトブレイク**）が起こると，発生状況の統計が大きく変化する。

II 性（行為）感染症

性（行為）感染症は，性行為またはそれに準ずる行為によって生じる感染症である（表2-4）。従来は淋病，梅毒，軟性下疳，鼠経リンパ肉芽腫の4種類であったが，現在では**クラミジア感染症，淋菌感染症，梅毒，性器ヘルペス，尖圭コンジローマ，AIDS** など約20種以上が含まれる。性感染症は様々な感染症のなかで最も多いが，認識が低いのが現実である。また，多くの疾患は免疫ができにくく何度でも感染するのが特徴である。さらに無症状または症状が現れるまでに長期間かかり，感染者自身が気がつかないことも多い。

性感染症は性器のみでなく，口腔，咽頭，肛門へも感染し，一部はがんに進行することもある。性感染症はパートナー間で感染することから，診断・治療はパートナーと一緒に行う必要がある。

性（行為）感染症の近年の動向

1. クラミジア，淋菌，ヘルペス，尖圭コンジローマ，梅毒（五類感染症）

日本では約1000の医療機関を定め，淋菌感染症，性器クラミジア感染症，性器ヘルペスおよび尖圭コンジローマの4つの性感染症を（図2-1），梅毒については全医療機関における全数の動向調査を行っている（図2-2）。男女ともに性器クラミジア感染症が最も多く，比較的若い世代の感染が多いのが特徴である。男性では性器クラミジア感染症の次に淋菌

表2-4 性（行為）感染症と病原体

病名		病原体
梅毒	細菌	梅毒トレポネーマ
淋菌感染症		淋菌
性器クラミジア感染症	クラミジア	クラミジア トラコマチス
性器ヘルペス	ウイルス	単純ヘルペスウイルス
HPV感染症，尖圭コンジローマ		ヒトパピローマウイルス
HIV感染症（AIDS）		ヒト免疫不全ウイルス
B型肝炎		B型肝炎ウイルス
C型肝炎		C型肝炎ウイルス
エムポックス（サル痘）		エムポックスウイルス
腟トリコモナス症	原虫	腟トリコモナス
アメーバ赤痢		赤痢アメーバ
ジアルジア症		ランブル鞭毛虫
ケジラミ症	寄生虫	ケジラミ

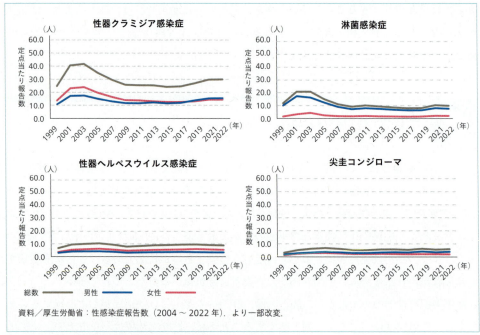

資料／厚生労働省：性感染症報告数（2004〜2022年），より一部改変．

図2-1　性（行為）感染症定点当たりの報告数の年次推移

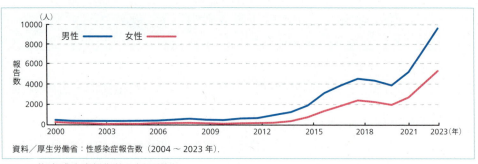

資料／厚生労働省：性感染症報告数（2004〜2023年）．

図2-2　梅毒感染症報告数の年次推移

感染症が多く，女性は性器ヘルペスウイルス感染症が多い。日本では2013年頃から梅毒患者が増加し，2015年から顕著な増加が見られ，2023年には約1万5千人となり大きな社会問題となっている。その中でも20代前半の女性患者が急増しているのも特徴的である。

2000年代初めより，HIV/AIDS（エイズ）の増加が問題視され，主な性感染症である性器クラミジア感染症，淋菌感染症はともに減少傾向にあったが，近年ではこれらも下げ止まり，若干増加している傾向も見受けられる。この背景には，性の若年化による無防備な性行為や日本特有の多様化した性風俗産業が温床となっていることが考えられている。

2. HIV/AIDS

1990年代から増加傾向にあったHIV感染者とAIDS患者は2013年をピークに緩（ゆる）やか

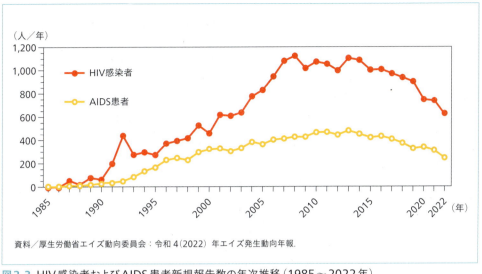

図2-3 HIV感染者およびAIDS患者新規報告数の年次推移（1985〜2022年）

な減少傾向にあるものの，2022年の累積HIV感染者は約3万人，AIDS患者は約1万人で20〜30代の感染者が多い（図2-3）。

3. エムポックス（サル痘）

2022年5月に欧州でエムポックス（サル痘）患者が報告され，その後，多くの国で急激に患者数が増加した。患者のほとんどが男性で，ゲイやバイセクシャルまたはMSM（男性同士性交渉者）で，新しい性感染症と認識されている。約1年間の感染拡大がみられたが，2023年5月には一定の収束がみられた。

また，微生物には分類されないヒゼンダニによる疥癬（かいせん）（次項）や，ケジラミ症も性感染症の一種である。

III そのほかの感染症

1 疥癬

疥癬は「**ヒゼンダニ（疥癬虫）**」とよばれる0.3〜0.4mmの小さなダニが皮膚の最外層である角層に寄生し，ヒトからヒトへ生じる感染症である。ダニは寄生虫の一種で微生物ではなく，性（行為）感染症の原因虫である。近年では高齢者施設などで入居者とその介護者に感染が広がり，医療関連感染症の1つとして問題となっている。ヒゼンダニは交尾した雌成虫（めすせいちゅう）が手首，手掌（しゅしょう），指間，足，肘（ひじ），腋（わき）の下，外陰部などの角層に横穴を掘り（**疥癬（かいせん）トン**

ネル），産卵する（図2-4）。卵は3～4日でふ化し，幼虫→脱皮→若虫→成虫となり，交尾，産卵を繰り返し増える。ダニは動き回り，皮膚内に掘った穴や毛包に隠れていることもあり，寄生部位を特定することが難しい。幼虫や若虫による糞や脱皮した抜け殻に対するアレルギー反応によって，発赤と強いかゆみが生じるのが一般的な症状である。

❶ 病型

疥癬は寄生するダニの数の違いにより病型が異なり，**通常疥癬**と**角化型疥癬**に分類される。通常疥癬は激しいかゆみを伴う場合でも患者1人当たりの寄生数は数10匹から数100匹程度で多くても1000匹程度であるが，角化型疥癬は100万～200万匹，時に1000万匹と極めて多く，免疫が低下している場合にしばしばみられる。角化型疥癬は通常疥癬に比べ明らかに強い感染力を有することから，患者の個室隔離が必要となる。

❷ 感染経路と対策

感染経路は皮膚と皮膚が直接接触することによる直接経路と，患者が使用した寝具（布団やシーツ）などを介した間接経路がある。ただし通常疥癬の場合，短時間での接触による感染は少なく，ダニが角層内で繁殖しない場合は一時的な寄生で終わる。一方，角化型疥癬は短時間の接触や，衣服や寝具からも容易に感染する。角化型疥癬の場合，角層内に多数のダニが含まれるため，皮膚から剝離した角層に接触することによっても感染することがある。高齢者施設における集団発生の多くは，角化型疥癬患者からの感染である。したがって，角化型疥癬を速やかに診断し，感染源を特定し，隔離することが感染拡大防止への重要な対策となる（表2-5）。

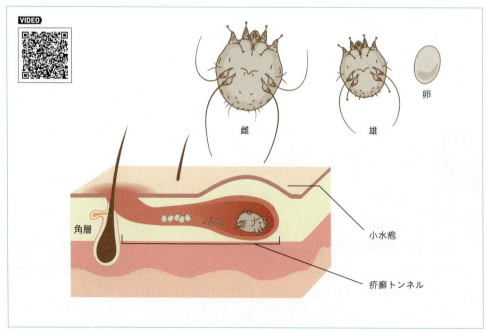

図2-4 ヒゼンダニの角層への寄生

表 2-5 疥癬の型別対応策

	通常疥癬	角化型疥癬
衣類, リネンなど	特別な対応は不要	交換可能な衣類やリネンなどは入浴後に毎日交換。交換したものは疥癬虫が飛散しないよう静かに扱い, ビニール袋に入れて密封。 交換不能なベッドマットなどは, 掃除機で表面をていねいに吸い取る。紫外線照射なども有効である。
洗濯	特別な対応は不要	50℃以上のお湯に10〜15分程度浸漬した後に洗濯と乾燥機による乾燥, アイロンによる加熱。
入浴	タオルやブラシなどの共有は避ける	原則毎日入浴。ほかの利用者がいる場合は最後に入浴。頸部, 指間, 陰部などは特にていねいに洗う。厚いあかは軟らかいブラシを用い擦り洗う。
介護者	特別な対応は不要	手袋, ガウンなど防護服を着用。
個室管理（隔離）	特に不要	ダニが検出されなくなるまで隔離。 居室は掃除機でていねいに掃除。
室内清掃と消毒	特別な対応は不要 日常の清掃	モップ・粘着シートなどで落屑を回収後, 掃除機で清掃。 加熱乾燥（約50℃, 10分以上）, 不可能な場合, 殺虫剤を使用し, 1時間後に吸引。

Ⅳ 人獣（畜）共通感染症

人獣（畜）共通感染症は, ヒトと動物間で同一の病原体によって生じる感染症である（表2-6）。動物からヒトへの感染が問題となる。

　近年, 世界人口の増加や急激な経済発展により, 地球温暖化や森林破壊などの自然破壊が進み, 野生動物の生態系や行動圏に影響を与えている。自然破壊によりヒトと野生動物の接触の機会が増え, 感染症の流行が発生している。また, 愛玩動物（イヌ, ネコ, インコなど）との過剰な触れ合いによる感染例も増加している。人獣（畜）共通感染症の原因となる病原体は細菌, ウイルス, 真菌, 原虫など幅広く, 動物に症状がなくても感染源となる場合があることから注意が必要である。

表 2-6 主な人獣（畜）共通感染症と病原体

病原体		病名	主な動物
細菌	炭疽菌	炭疽	ウマ, ウシなど
	サルモネラ	サルモネラ症	イヌ, ネコ, カメなどの爬虫類
	パスツレラ	パスツレラ症	イヌ, ネコなど
	バルトネラ	ネコひっかき病	ネコなど
	レプトスピラ	レプトスピラ症	イヌ, ネコ, ネズミなどのげっ歯類
	ブルセラ	ブルセラ症	ウシ, ブタ, ヒツジ, ラクダなど
	野兎病菌	野兎病	ノウサギ
	Q熱コクシエラ	Q熱	イヌ, ネコ, 家畜
クラミジア	オウム病クラミジア	オウム病	トリ類
ウイルス	狂犬病ウイルス	狂犬病	イヌ, ネコ, コウモリなど
	インフルエンザウイルス	高病原性鳥インフルエンザ	トリ類
	SFTSウイルス	重症熱性血小板減少症候群	イヌ・ネコ, 野生動物*
	エムポックスウイルス	エムポックス（サル痘）	サル, ウサギ, げっ歯類など
真菌	クリプトコッカス	クリプトコッカス症	トリ類
原虫	トキソプラズマ	トキソプラズマ症	ネコ, イヌなど

＊マダニが媒介

V 新興・再興感染症

A 新興感染症

1. 新興感染症とは

　新たに発見された病原体による感染症を**新興感染症**(emerging infectious disease)といい，1990年代において過去20年間に新たに出現した感染症，すなわち1970年代以降に出現した感染症とされる。

　1970年代後半以降，ウイルス性出血熱（エボラ出血熱など），腸管出血性大腸菌（O157：H7など）感染症，後天性免疫不全症候群（AIDS），C型肝炎などや2000年以降には重症急性呼吸器症候群（SARS），インフルエンザA（H1N1）*，重症熱性血小板減少症候群（SFTS），鳥インフルエンザA（H7N9），新型コロナウイルス感染症（COVID-19）などが出現した。これらのなかには感染源が動物であることが指摘されており人獣（畜）共通感染症の側面からも注意が必要である（**表2-7**）。

2. 新興感染症の問題点

　新興感染症においては，病原体のヒトに対する病原性が不明で，診断・検査法が確立していない，人々が病原体に対する免疫を持たないことに加え，感染源や感染経路が不明なことが多い。これらの不明点は，発生後の研究の進行に伴い明らかになってくるが，それまでの間において，罹患した場合の診断および治療の遅れや感染経路の遮断の失敗により，感染症の拡大につながりやすい。

　現在は特に世界的な人や物の移動の増加に伴い，新興感染症は容易に国境を越え，感染症が世界的にまん延する**パンデミック**の状態になり得る。

　2019年末に中国で発生した**新型コロナウイルス感染症**（COVID-19）は，世界での感染者が6億7千万人，死亡者688万人を超えパンデミックとなった。日本においては感染者3300万人，死亡者7万4000人を超えた**。この間，医療・介護施設における施設内感染や医療提供の不足が発生し，入国制限，学校の休校，東京オリンピック・パラリンピックの延期や，様々なイベントの中止などにより，教育，社会，経済に甚大な影響を及ぼした。

＊：発生当時は新型インフルエンザとよばれた。
＊＊世界での感染者集計：2023年3月10日まで。アメリカ，ジョンズ・ホプキンス大学集計。
　　　日本での感染者集計：2023年5月8日の五類感染症定点把握対象に移行まで。厚生労働省データ。

表2-7 主な新興感染症と病原体

年	病原体	分類	疾患
1970	エムポックスウイルス	ウイルス	エムポックス（サル痘）
1973	ロタウイルス	ウイルス	小児下痢症
1976	クリプトスポリジウム	原虫	下痢症
	エボラウイルス	ウイルス	エボラ出血熱
	ハンタウイルス	ウイルス	腎症候性出血熱，ハンタウイルス肺症候群
	レジオネラ ニューモフィラ	細菌	レジオネラ症
	カンピロバクター属菌	細菌	下痢症
1980	ヒトTリンパ球向性ウイルス1型（HTLV-1）	ウイルス	成人T細胞白血病（ATL）
	D型肝炎ウイルス	ウイルス	肝炎
1982	腸管出血性大腸菌 O157：H7	細菌	出血性大腸炎，溶血性尿毒症症候群（HUS），急性脳症
1983	ヒト免疫不全ウイルス（HIV）	ウイルス	後天性免疫不全症候群（AIDS）
	ヘリコバクターピロリ	細菌	胃炎，胃潰瘍，十二指腸潰瘍，胃がん
1988	ヒトヘルペスウイルス6型	ウイルス	突発性発疹
	E型肝炎ウイルス	ウイルス	肝炎
1989	C型肝炎ウイルス	ウイルス	肝炎
1997	インフルエンザウイルスA（H5N1）	ウイルス	高病原性鳥インフルエンザ
1999	ウエストナイルウイルス	ウイルス	ウエストナイル熱，脳炎
2003	SARS コロナウイルス	ウイルス	重症急性呼吸器症候群（SARS）
2009	インフルエンザウイルスA（H1N1）	ウイルス	インフルエンザA（H1N1）
2011	SFTS ウイルス	ウイルス	重症熱性血小板減少症候群（SFTS）
2012	MERS コロナウイルス	ウイルス	中東呼吸器症候群（MERS）
2013	インフルエンザウイルスA（H7N9）	ウイルス	鳥インフルエンザA（H7N9）
2019	新型コロナウイルス（SARS-CoV-2）	ウイルス	新型コロナウイルス感染症（COVID-19）

Ⓑ 再興感染症

　既知の感染症が，一度は制圧され，公衆衛生上の問題とはならない状態となったが，近年再び流行しはじめ，人類の健康に深刻な影響を及ぼすようになってきた感染症を，**再興感染症**（re-emerging infectious disease）という。

　主なものに，麻疹，デング熱，結核，マラリア，抗菌薬耐性菌による感染症などがある。再興感染症の背景として，人の移動の高速化，免疫力の低下，動物との接触，戦争や紛争，局所的な人口増加，地球温暖化による環境要因に加え，治療薬に対する病原体の耐性化，遺伝子変異などの病原体側の因子も指摘されている。

VI 感染症と流行

A エンデミックとエピデミック

　感染症の流行を規模や程度などによって分類する場合，日本語における「流行」では表現力が不足しているため，規模や程度を表す意味をもつ英語を用いる（表2-8）。

　感染症が特定の地域で一定の罹患率で継続的に発生する状況，または季節，年度などの周期で繰り返される常態的な状況を**エンデミック**（endemic）という。「風土病」，「地方病」とよばれる特定地域でみられる感染症もエンデミックに該当する。

　これに対して，一定の地域で通常の罹患率を超えて流行が起こる，または今までその地域ではみられなかった流行が起きる状況を**エピデミック**（epidemic）という。エピデミックは，予期せぬ状況を示す。日本においては，毎年冬季にインフルエンザウイルス感染症（季節性インフルエンザ）がエンデミックとして起こり（図2-5），それに対する対応策（ワクチンの

表2-8 流行の分類

エンデミック	特定の地域で一定の罹患率で継続的に発生する状況，または季節的周期で繰り返される常態的状況
エピデミック	一定の地域で通常の罹患率を超える，または今までみられなかった地域に起きる予期せぬ状況
アウトブレイク	エピデミックの規模が拡大した状況
パンデミック	エピデミックが世界の複数の地域で同時期に発生する状況

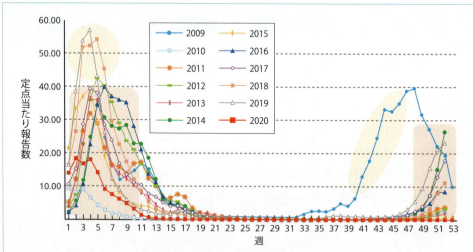

日本におけるインフルエンザは毎年秋から冬にかけて一定程度の罹患者が認められる（エンデミック；報告者数のグラフ線が重なっている部分）。しかし，年によっては，一定以上の罹患者が認められたり，例年であれば罹患者が少ない時期に患者が認められる（エピデミック）。

資料／国立感染症研究所：感染症発生動向調査 2020年第53週．を参考に作成．

図2-5 インフルエンザの発生動向と流行の分類

接種など）を計画的に講ずる。しかし，例年以上の感染者が発生する場合や，冬季以外の時期に感染者が多数発生する場合もある。このように，流行が統計学的に過去の水準を上回る，またはみられなかった新しい流行が起こり予測できない状況をエピデミックとし，区別する。

B アウトブレイクとパンデミック

エピデミックが，特定の地域を越え，複数の地域に拡大した状況を**アウトブレイク**（outbreak）という。また，エピデミックが国境をまたぎ，世界の複数の地域で同時期に発生する状況を**パンデミック**（pandemic）という（表2-8）。

近年では，2009年にメキシコで発生したインフルエンザA（H1N1）（発生当時は新型インフルエンザ），2019年末に中国で発生したCOVID-19は，パンデミックとなった。COVID-19は，当初は中国の武漢市でエピデミックとして発生したのち，中国各地，世界の一部の地域でエピデミックが発生するアウトブレイクの状態から，世界規模でエピデミックが同時期に発生しパンデミックとなった。

アウトブレイクは，特定の施設や地域における感染症の集団発生の意味もあり，医療機関において通常の頻度を上回るレベルでの発生や通常認められない感染症の発生時に用いられる場合もある。

VI　感染症と流行　　023

第 **3** 章

免疫と生体防御

この章では

- 免疫の概念について理解する。
- 抗原抗体反応と補体について説明できる。
- 自然免疫と獲得免疫の違いを理解する。
- ワクチンなど，免疫を利用した医療について説明できる。

I 免疫系の概要

免疫とは

　1度かかった感染症に，2度目以降からはかかりにくくなる（2度なし）という現象は，古くから知られていたようで，古代ギリシャの歴史家トゥキディデスによる「ペロポネソス戦記」にそのような記述がある。**免疫**とはこのように「疫」（流行病）から免れる，つまり，感染症などにかからなくなる現象や，そのためのからだのしくみのことを指す。

　免疫を科学的に利用する先駆けとなったのは，天然痘の予防としてジェンナーが発明した種痘であった。これは牛痘にかかった人は天然痘にかからないという観察に基づくものであったが，そのしくみについてはまったくのブラックボックスであった。現在では免疫機能が数多くの分子や細胞の相互作用によって担われていることが明らかとなり，この全体を**免疫系**とよぶ。また，免疫系による生体防御反応を**免疫反応**とよぶ。免疫反応は病原微生物だけでなく，食物や薬剤，場合によっては自分自身に対しても起きる。本章では免疫系が感染症からどのようにからだを守っているか，簡単にみていく。

　免疫系は，関与する細胞や分子が緊密に協力することで，初めて効率よくヒトのからだを感染症から防御できる。そのため，ある事柄を説明するために，まだ説明していないものごとについて言及する必要がどうしても出てくる。後で説明する事項については，「そういうものがあるらしい」と頭の隅にとどめるだけで，とりあえず読み進めてほしい。また，必要と思われる項目だけ先に読んだうえで，関連する項目の理解へと進んでもらってもかまわない。必須ではないが知っていたらよいと思われることはコラムにしてあるので，興味がわいたら目をとおしてほしい。

B 免疫系の構成要素

1. 免疫反応の概要：自然免疫と獲得免疫

　まず最初に，病原体の侵入に対してからだがどのように対処するか，概要をみてみる。

❶ 自然免疫

　病原体がからだに侵入してきたとき，侵入の初期段階と，侵入した病原体が増殖に成功した後期段階では，それぞれ異なる細胞や分子が中心となって，感染防御に働く。たとえば細菌が皮膚や粘膜を突破した場合を考えると，最初に**マクロファージ**，次によび寄せられてきた**好中球**などといった細胞が，細菌を細胞内に取り込んで消化してしまう（**貪食**，図3-1①）。これらの細胞は，病原体を自分のものではない（非自己）と判断して貪食するが，

この場合の「自分ではない」という識別は多くの微生物の表面に共通してみられる構造（分子パターン）に基づく。

ウイルスに感染した場合は，感染細胞自身がウイルスを感知してシグナルを出し，ウイルスの複製を妨害する物質の産生を促すと同時に，**ナチュラルキラー（natural killer；NK）細胞**が感染した細胞を破壊する（図3-1①）。この場合も，ウイルスに共通する分子パターンや，ウイルス感染細胞によくみられる特徴を認識することで対処する。感染初期の免疫反応では，個々の病原体を細かく識別しない。このような免疫は，以前に病原体にさらされたことがなくても生まれつき備わっているという意味で，**自然免疫**とよばれる。また，そのような応答にかかわるマクロファージなどの細胞を自然免疫細胞という。自然免疫は数分から数時間の単位で素早く病原体に対処できるが，同じ病原体が繰り返し感染しても，毎回同じように反応する。

❷ 獲得免疫

病原体による感染が長引くと，自然免疫の一部である**樹状細胞**が，**T細胞**に情報を伝え（図3-1②），T細胞とB細胞から成る**リンパ球**の出番となる。リンパ球はほかの免疫細胞の働きを促進したり，**抗体**を産生したりすることで病原体の排除を促進する（図3-1③）。後で詳しくみるように，リンパ球は病原体の抗原を非常に高い精度（特異性）で見分けることで，感染に効率よく対処できる。

リンパ球は特定の病原体が初めて感染したときには，増殖して対処できるようになるまで数日かかる。しかしリンパ球は一度出会ったことのある病原体を「記憶」して，同じ病

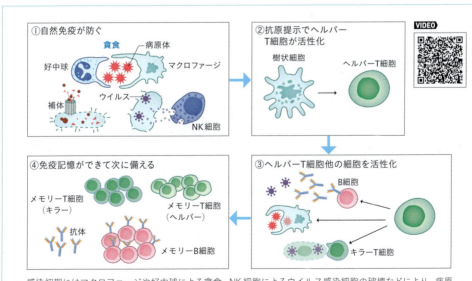

感染初期にはマクロファージや好中球による貪食，NK細胞によるウイルス感染細胞の破壊などにより，病原体の増殖を防ぐ（①）。その間に病原体の抗原を貪食した樹状細胞がヘルパーT細胞に抗原提示をして活性化する（②）。活性化されたヘルパーT細胞はほかの免疫細胞を活性化し，より強力に病原体を排除する（③）。感染が終息した後には病原体に対する抗体や病原体情報を記憶したリンパ球が残り，次の感染に備える（④）。

図3-1 免疫反応の概要

原体が再び感染したときには，より短い時間でより強力に対処できるようになる。また，産生された抗体も素早い封じ込めに役立つ（図3-1 ④）。これは**免疫記憶**とよばれる。また，このようなリンパ球による免疫機能は，感染によって初めて獲得されるため，自然免疫と対比して**獲得免疫**とよぶ。予防接種は獲得免疫のこの性質を利用して，あらかじめ病原体感染に対して備えさせるものである。

　免疫反応を引き起こし得る物質を**抗原**とよぶが，獲得免疫が病原体特異的に防御できるのは，個々のリンパ球が特定の病原体の抗原を特異的に認識する受容体（**抗原受容体**）をもつためである。獲得免疫は自然免疫と比べて働きだすまで時間がかかるが，一度出会った病原体に対しては次回から早く強力に対処できる利点がある。初回に出会ったときの獲得免疫の反応を **1 次反応**，2 度目以降の反応を **2 次反応**とよぶ。つまり 2 次反応は 1 次反応より，迅速かつ強い反応となる。

2. 自然免疫にかかわる細胞

　すべての免疫細胞は赤血球，血小板とともに，骨髄に存在する造血幹細胞からつくられる。初期の感染防御を担う自然免疫細胞には以下の種類がある。

▶ **単球，マクロファージ**　単球は骨髄で成熟すると，血流に乗って全身を巡る。やがて特定の組織に入り込み，**マクロファージ**となる。マクロファージは貪食作用があり，また取り込んだ病原体抗原の情報を T 細胞に伝える（**抗原提示**：本章 -II-F「自然免疫から獲得免疫へ」参照）ことができる。マクロファージはほとんどすべての組織に存在する。臓器によって異名がある場合もあり，たとえば肝臓ではクッパー細胞，脳ではミクログリアとよばれる。

▶ **好中球**　顆粒球の一種で，主な働きは貪食である。好中球は血液中の白血球のなかで最も数が多く，約 40 〜 60％程度を占める。また，成熟すると細胞核がいくつかに分かれているように見える特徴的な形態を示す（多核球 / 分葉核球）。骨髄と血流に存在するが，細菌による感染，炎症があると骨髄から大量に動員され感染局所に遊走する。組織に入るとマクロファージ同様に貪食することで，細胞外細菌や真菌の防御に働く。

▶ **樹状細胞**　マクロファージなどと同様に貪食能がある。しかし，その主な役割は微生物やウイルスの情報を T 細胞に伝える抗原提示であり，自然免疫と獲得免疫の橋渡しをする重要な役割をもつ。

▶ **NK 細胞**　リンパ球の一種で細胞内に顆粒をもつ。ウイルス感染細胞やがん細胞を認識して破壊する，細胞傷害活性をもつ。抗原を特異的に認識する受容体（抗原受容体：本章 -III-A-1「リンパ球の抗原認識」参照）はもたない。

▶ **肥満細胞，好塩基球**　細胞内に多数の顆粒をもち，刺激によってヒスタミンなどの物質を放出することで，血管透過性亢進，平滑筋収縮などを引き起こす。即時型のアレルギー反応に重要であるが，もともとは寄生虫感染防御に関与する。

▶ **好酸球**　顆粒球の一種。顆粒内に酵素や細胞傷害物質を貯蔵しており，蠕虫など貪食では対応できないような寄生虫に対する防御に働く。また肥満細胞，好塩基球などとともに

アレルギーにも関与する。

▶ **自然リンパ球**（innate lymphoid cell：ILC）　皮膚や粘膜などに分布し，局所における免疫反応を，**サイトカイン**（本章-I-B-6「サイトカインとケモカイン」参照）とよばれる液性因子を放出することで増幅したり，制御する。

3. 獲得免疫にかかわる細胞

　獲得免疫には，リンパ球のなかでも B 細胞と T 細胞が関与する。B 細胞と T 細胞は，抗原を認識するために，それぞれの細胞に特有の**抗原受容体**をもっており，個々のリンパ球はそれぞれ異なる抗原を認識する抗原受容体を発現している。どのような抗原を認識するかという性質を，**抗原認識特異性**という。またその抗原受容体は認識の精度（**特異性**）が高く，抗原のわずかな構造の違いも識別できるのが大きな特徴である。

▶ **B 細胞**　**抗体**（本章-III-A-2「B 細胞受容体（BCR）・抗体」参照）の産生が B 細胞の主な役割である。抗体は抗原に結合することで，様々な生体防御作用を発揮する。B 細胞の抗原受容体は B 細胞受容体（免疫グロブリン）である。B 細胞受容体は B 細胞が活性化される前は膜型として細胞表面に存在するが，活性化された際に分泌型になったものが抗体である。

　また，B 細胞が分化して抗体産生に特化した細胞は**形質細胞**とよばれる。抗体が主体となる免疫は，抗体を含む血清など，体液を移すことでその防御効果を他者に移すできることから**液性免疫**とよばれる。

▶ **T 細胞**　α 鎖と β 鎖から成る T 細胞受容体（T-cell receptor：TCR，本章-III-A-3「T 細胞受容体（TCR）」参照）をもつ $\alpha\beta$T 細胞と，γ 鎖と δ 鎖から成る受容体をもつ $\gamma\delta$T 細胞に大きく分かれるが，大半の T 細胞は $\alpha\beta$T 細胞である。また，$\alpha\beta$T 細胞はさらに CD4 陽性 T 細胞（CD4$^+$T 細胞）と CD8 陽性 T 細胞（CD8$^+$T 細胞）に分かれる。

　CD4$^+$T 細胞は，ほかの免疫細胞の働きを促進したり調節することから**ヘルパー T 細胞**ともよばれる。ヘルパー T 細胞は後述するようにさらにいくつかのサブセットに分かれて，病原体の種類に応じた働きをする。

　CD8$^+$T 細胞の役割は，ウイルス感染細胞や腫瘍細胞を殺して排除することから，**キラー T 細胞**（細胞傷害性 T 細胞［cytotoxic T lymphocyte：CTL］）ともよばれる。T 細胞が主体となる獲得免疫は，液性免疫に対して**細胞性免疫**ともよばれる。

4. 液性の防御因子

　免疫系では細胞だけでなく，血液や粘液などに存在する物質も生体防御に関与する。

1 抗菌たんぱく / ペプチド

　粘膜や皮膚には，殺菌作用をもつたんぱくやペプチド（短いたんぱく質）がある。たとえば唾液や涙に含まれるリゾチームは細菌の細胞壁を分解する。抗菌ペプチドの一種であるディフェンシンは細菌の細胞膜に入り込み，穴を開けることで殺菌する。

I　免疫系の概要　　029

2 補体

補体は病原体に共有結合することで、病原体の破壊や貪食などを促進する。からだに生まれつき備わっているので基本的には自然免疫の一部であるが、獲得免疫の産物である抗体と協力することでも、機能を発揮する。

3 抗体

B細胞によってつくられる抗体は感染防御に重要な分子であり、血液中や粘膜などに豊富に存在する。抗体は様々な分子に非共有的に強く結合することができ、結合することで感染を阻止したり、病原体の破壊や貪食を促進したりする。抗体は補体とは異なり、感染に応答して産生されるようになるため、獲得免疫の一部である。

補体については本章-II-D「補体」で、抗体については III-A-2「B細胞受容体（BCR）・抗体」で、より詳しく説明する。

5. 自然免疫と獲得免疫の協力関係

自然免疫と獲得免疫は、互いに協力することでその能力を最大限に発揮できる。

まず通常は、獲得免疫反応が起きるには自然免疫の働きが必要である。樹状細胞やマクロファージなどの自然免疫細胞は微生物などの抗原を取り込んで、異物だと認識すると獲得免疫細胞であるT細胞を活性化させる。また樹状細胞やマクロファージなどの産生するサイトカインの一部は、ヘルパーT細胞がどのような手段を用いて感染防御を助けるかを決める。逆に獲得免疫が自然免疫を促進する場合もある。たとえば食細胞はそのままでも微生物などを貪食するが、抗体が結合した微生物であれば結合していないものより効率よく貪食できる。これは食細胞に抗体分子に対する受容体が存在するためである。

また、獲得免疫を担うT細胞が分泌するサイトカインが、自然免疫を担うマクロファージの貪食や消化・殺菌能力を高めたりもする。

6. サイトカインとケモカイン

前項で見たように、免疫反応においては免疫細胞どうしの情報伝達と協力が非常に重要である。情報伝達は細胞どうしの直接的な接触でも行われるが、多くの場合**サイトカイン**とよばれるたんぱく性の情報伝達因子が重要な役割を果たす。サイトカインは、それを産生する細胞の近くだけでなく、時には血流に乗って全身性に作用を及ぼすこともある。サイトカインは、それぞれに特異的なレセプター（受容体）を発現している細胞に作用する。

ケモカインは白血球をよび寄せる作用（遊走作用）をもつサイトカインの総称で、やはり、それぞれのレセプターを発現する細胞に作用する。ケモカインの場合、1つのレセプターに複数種類のケモカインが結合できたり、逆に1つのケモカインが複数種類のレセプターに結合できたりする。

7. 免疫反応の4類型

病原体への対処のしかたによって，自然免疫も獲得免疫も大きく4つの類型に分けることができる。これはそれぞれの病原体によって，最適な排除方法が異なることと関係する。

まず，感染した細胞を破壊する**細胞傷害型**と，エフェクター細胞（感染排除に直接的に働く細胞）をサイトカインにより活性化することで病原体を排除する**ヘルパー型**に，大きく分けることができる。さらにヘルパー型は，活性化に用いるサイトカインや病原体排除に働くエフェクター細胞の種類によってタイプ1，タイプ2，タイプ3に分けることができる。後に詳しく見ていくが，細胞傷害型とタイプ1は主として細胞内寄生菌やウイルス感染の防御に，タイプ2は寄生虫に対する感染防御やアレルギーに働く。またタイプ3は主として細胞外細菌や真菌への感染防御に働く。

8. バリアとしての皮膚・粘膜

生体内と外界を分けるのは皮膚や粘膜であり，病原体に真っ先にさらされるのもこれらの部位である。

❶ 皮膚

皮膚は基底膜を挟んで真皮と上皮に分かれる。上皮は扁平重層上皮細胞から成り，いくつかの層に分けられる。最上部は細胞核を失ってケラチンに富んだ角質層であり，セラミドなどの脂質が間を満たし水分保持やバリア機能に寄与している。また，有棘層にはマクロファージの一種であるランゲルハンス細胞や組織に常在するメモリーT細胞が存在する。上皮細胞どうしは，互いに強固に結合することで，物理的なバリアとなる。真皮側には樹状細胞やマクロファージ，T細胞，自然リンパ球などの免疫細胞が存在している。

❷ 粘膜

粘膜組織も上皮細胞層とその内側の粘膜固有層に分けることができる。上皮層では細胞どうしの強固な結合による物理的バリアに加え，上皮間リンパ球が病原体の排除や上皮層の修復に関与している。

粘膜組織は外部に分泌された粘液によって保護され，細菌などの接近を困難にしている。また粘液中には，粘膜固有層で産生され管腔へ放出されたIgA抗体（本章-Ⅲ-A-2-4「抗体のアイソタイプとクラススイッチ」参照）や，パネート細胞から産生された抗菌ペプチドが存在し，細菌の接近を阻止したり殺菌することで防御している。気道などでは線毛の運動により異物が粘液ごと体外へと運ばれる。粘膜固有層には樹状細胞，マクロファージ，エフェクターT細胞，形質細胞など，様々な免疫細胞が存在し，病原体の侵入に備えている。

9. リンパ組織・臓器

免疫に深く関与するリンパ組織には，1次リンパ組織と2次リンパ組織がある。

I 免疫系の概要

❶ 1次リンパ組織

1次リンパ組織は免疫細胞を生み出すところであり、**骨髄**と**胸腺**が相当する。骨髄には造血幹細胞が存在する。造血幹細胞は自己複製する一方で、赤血球や顆粒球、リンパ球などすべての血液細胞に分化してゆく能力がある。ほとんどすべての血液細胞は骨髄で分化成熟するが、T細胞だけは未熟な段階で胸腺へ移動し、そこで成熟する。胸腺は心臓の上にかぶさるように位置する。左右2葉から成り、外層の皮質と内層の髄質に大きく区別される。

❷ 2次リンパ組織

2次リンパ組織は免疫反応の開始に関わる組織で、**リンパ節**、**脾臓**、**粘膜関連リンパ組織**などがある。全身には組織間液を集めるリンパ管が張り巡らされており、集められたリンパ液は最終的に胸管から静脈に戻される。リンパ管の要所要所にはリンパ節がある。リンパ節では、リンパ液によって運ばれた抗原が捕らえられ、リンパ球（T細胞、B細胞）がそれらに対して免疫反応を開始する（図3-2）。

脾臓の機能は古くなった赤血球を取り除くとともに、血液中の病原体を捕らえて排除することである。脾臓は**赤脾髄**と**白脾髄**に分けられ、白脾髄が免疫機能を担っている（図3-3）。

粘膜は粘液、粘膜上皮、基底膜、粘膜固有層から成り、気道、消化管、泌尿生殖器などの表面を覆っている。粘膜固有層には様々な免疫細胞が散在するほか、皮膜で覆われていない粘膜関連リンパ組織（mucosa-associated lymphoid tissue；MALT）とよばれる組織が存在している。MALTは、T細胞、B細胞、形質細胞などが集積した組織で、咽頭部の扁桃、小腸のパイエル板など固有名をもつものもある。（図3-4）。

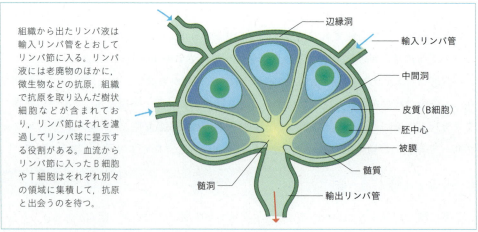

図3-2 リンパ節の構造

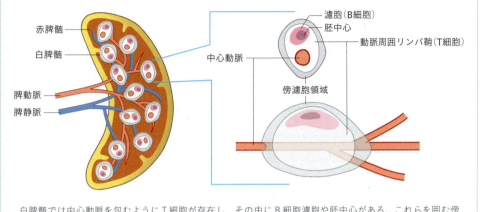

白脾髄では中心動脈を包むようにT細胞が存在し，その中にB細胞濾胞や胚中心がある。これらを囲む傍濾胞領域は，有鞘血管がネットワークを形成している。傍濾胞領域と動脈周囲リンパ鞘の境界にはマクロファージが存在し，白脾髄へ抗原を運ぶと考えられている。

図 3-3 脾臓の構造

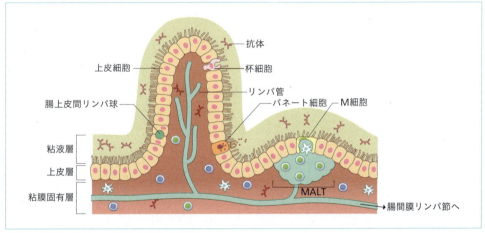

図 3-4 粘膜関連リンパ組織の構造（腸管）

10. リンパ球の循環

　リンパ球は1次リンパ組織で成熟すると，**ナイーブ**（抗原に出会ったことのない）**リンパ球**として，血流に入る。2次リンパ組織中の毛細血管から2次リンパ組織に入り，輸出リンパ管から出てゆく。その後胸管へ合流し，最終的に血流へと戻る。そしてまた2次リンパ組織へ…というように，感染がない状態ではリンパ球は，血流と2次リンパ組織を循環する。2次リンパ組織で自身が認識できる抗原と遭遇した場合には活性化し，増殖しながら防御機能を発揮する**エフェクター細胞**に分化する。増殖したエフェクター細胞は2次リンパ組織を出て血流に入り，炎症部位で血管外の組織に遊走，防御機能を発揮する。リンパ球はこのように全身のリンパ節を循環することで，効率よく病原体を見つけ出すことができる。

Ⅰ 免疫系の概要　　033

II 自然免疫

A 自然免疫細胞の病原体認識

　免疫系が働くうえで，異物（非自己）と自分自身の成分（自己）を区別することは大切である。免疫系で最初に働く自然免疫の場合は，自己の正常細胞にはないが多くの病原体に共通してみられる構造（パターン）が非自己として認識される（**パターン認識**）。またパターン認識される病原体の分子構造をPAMP（pathogen-associated molecular pattern），そのような構造を認識する受容体を**パターン認識受容体**（pattern recognition receptor; PRR）とよぶ。PRRにはいくつかのファミリーがある。

　PRRの代表的なファミリーとしてToll様受容体（Toll-like receptor；TLR）があり，ヒトでは10種類が知られている。TLRは細胞膜やエンドソームなどの膜上に存在し，グラム陰性菌が共有するリポ多糖（lipopolysaccharide；LPS）などのPAMPを認識する。TLRによる病原体認識はマクロファージや樹状細胞を活性化させ，**サイトカイン**産生による炎症反応の誘導や，共刺激分子（本章-III-B-2「抗原提示細胞による活性化」参照）などを通じて，T細胞の活性化や分化の誘導を行う。また，細胞質にも別種のPRRが存在していて，細胞質内で増殖する細菌やウイルスを感知している。PRRは，自身の細胞が傷害などを受けた際に放出する様々なたんぱく質なども，危機が生じているシグナルとして認識する。PRRは免疫細胞に限らず，上皮細胞などにも広く発現しており，感染がどこで起きても免疫反応が始動できるようになっている。

B ウイルス感染に対する自然免疫

1 インターフェロン

　タイプIインターフェロンは，細胞がウイルス感染を感知することで産生されるサイトカインである。タイプIインターフェロンを受け取った細胞では，ウイルスの増殖を抑制する機能が高まる。主なタイプIインターフェロンにはインターフェロンαとβがある。

2 ナチュラルキラー（NK）細胞

　ウイルスに感染した細胞は，NK細胞が殺して排除する。NK細胞は，感染やがん化によって起きる細胞表面分子の変化をとおして細胞の異常を検知し，そのような細胞を排除するが，その際，細胞顆粒内のパーフォリンやグランザイムを放出する。パーフォリンは標的細胞の細胞膜に穴を開け，この穴からグランザイムが標的細胞内に流入して標的細胞の細

胞死を誘導する（本章 -III-B-2**Column**「共刺激の役割」参照）。

C 細菌感染に対する自然免疫

1 貪食

　上皮や粘膜のバリアを越えて細菌が体内に侵入したとき，マクロファージや好中球は**貪食**することで感染を防ぐ。貪食作用には，細菌の細胞壁成分を認識する受容体などが関与する。また細菌に抗体，C3b（補体の成分：本章 -II-D「補体」参照），**CRP**（C-reactive protein，急性期たんぱく質の一つ）などの**オプソニン**（貪食を促進させる物質）が結合すると，それらの受容体を介して貪食が亢進する。

　マクロファージには，傷害された壊死組織などを除去する働きもある。主な貪食細胞は，マクロファージと好中球である。マクロファージは組織に常在しているのに対して，好中球は，感染などの炎症に際して動員される。感染に際して血液中の白血球数が増加するが，これは主に好中球の増加によるものである。

2 サイトカイン

　マクロファージは活性化により，TNF（tumor necrosis factor）- α や IL（Interleukin）-1β，IL-6 などの**炎症性サイトカイン**を放出する。これらの炎症性サイトカインには様々な働きがあり，それらが協調して細菌感染を抑え込む。TNF-α，IL-1β，IL-6 は肝臓に働きかけて，CRP をはじめとする様々な急性期たんぱく質を産生させる。CRP は血清の炎症マーカーとして利用されているが，その機能はある種の細菌の細胞壁成分に結合し，オプソニン化したり補体の古典経路（図3-5）を活性化したりすることである。

3 さらなる細胞の動員

　TNF-α には血管内皮細胞などに働きかけて，動員された細胞を炎症部位に誘導する役割もある。TNF-α のほかにも様々な物質の働きにより毛細血管の拡張，痛みが起き，発赤，腫脹，熱感，疼痛に代表される炎症の病態が形成される。毛細血管の拡張は免疫細胞，補体や抗体などの生体防御物質を浸潤させることで，感染制御に役立つ。それでも感染が収まらないと，浸潤してきたリンパ球の作用による獲得免疫の反応が主体になってくる。

D 補体

1 補体の活性化

補体系は，抗体（獲得免疫の因子）と並んで重要な液性の生体防御因子であり，血液中の

II 自然免疫　035

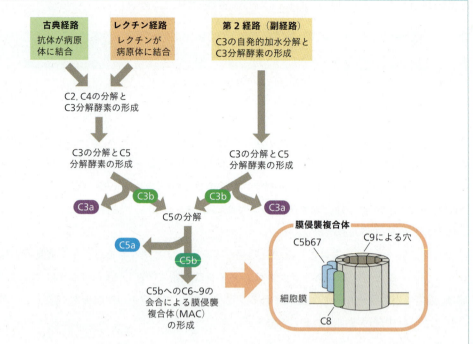

図3-5 補体活性化の経路

補体たんぱく質群および調節因子により構成されている。補体系を構成する成分は，補体（complement）のCと番号で名付けられる。補体は，抗体の機能を補うものという意味で名づけられたが，補体系の一部は抗体がなくても機能する。補体系には3つの経路がある。最初に見つかったのは**古典経路**で，抗原と IgM または IgG クラスの抗体との免疫複合体によって起こるため，自然免疫と獲得免疫の両者がかかわっている。後の2つは抗体とは関係なく起こる自然免疫のしくみで，**レクチン経路**と**第2経路**がある。

古典経路では抗体が，レクチン経路では MBL などのレクチン（糖鎖に結合するたんぱく）が，病原体の表面に結合することで開始される。第2経路は，補体系の成分の一つであるC3が，自然に加水分解されることで開始される。補体系は連鎖的なたんぱく質の分解反応であり，各経路の概要については図3-5に示す。ここでは補体系の活性化がもたらす結果について述べる。

❶オプソニン化

オプソニンとは標的に結合することで，マクロファージなどによる貪食を促進する物質である。補体成分C3の分解産物C3bは，共有結合により病原体表面に結合する。C3bはオプソニンとして働くとともに，C5の分解にも働き，膜侵襲複合体形成に関与する。

❷ 膜侵襲複合体の形成

いずれの経路も膜侵襲複合体とよばれる穴を細胞膜につくることで，細菌を溶解させる。これは一部のグラム陰性菌に有効である。

❸ 炎症の誘導

C3，C5 の分解産物である C3a，C5a は好中球を呼び寄せたり，血管透過性を亢進させ補体や抗体を浸潤させることで，病原体の排除を促進する。

2 │ 補体系活性化の調節，産生，消費

ヒトの細胞には補体活性化を調節するたんぱく質が存在して，補体系が自己の細胞表面において異常に活性化するのを抑えている。補体の各成分は主に肝臓がつくっているため，肝機能が低下すると血清補体価も低下する。また自己免疫などにより抗原抗体反応が急速に進行したり，細菌の大量侵入があったりすると補体が消費され，血中補体価が低下する。このように血清中の補体の量は，病気の状態を知る助けとなる。

E 自然リンパ球（ILC）の役割

マクロファージや NK 細胞はそれ自身で，病原体やウイルス感染を感知し対処できるが，自然リンパ球（ILC）は，それらの応答を病原体の種類に応じて促進する。ILC は形態的には T 細胞や B 細胞と同じリンパ球に分類されるが，抗原特異的な受容体はもっていない。ILC は血流中にほとんど存在せず，皮膚や腸管，肺など外界と接する組織に多く存在する。

ILC は感染初期にほかの細胞から産生されるサイトカインを受け取ることで活性化されるが，それにより別のサイトカインを産生することで，局所的な免疫反応を増幅する。本章-I-B-7 に免疫反応は 4 類型に分けられると述べたが，NK 細胞が細胞傷害型を担当するのに対し，ILC は，ほかのエフェクター細胞を活性化するヘルパー型のタイプ 1－3 に関与し，産生するサイトカインの種類によって ILC1，ILC2，ILC3 に分けられる。その機能は T 細胞の Th サブセット（本章 III-B-3「CD4$^+$T 細胞の働き」参照）と対応する。

1 │ ILC1

ILC1 は IFN-γ 産生によりマクロファージを活性化することで，主に細胞内寄生菌やウイルス感染に対する防御を活性化する。

2 │ ILC2

IL-5，IL-13 を産生する。IL-5 は好酸球の増殖と活性化，IL-13 は上皮の再生や粘液産生を促進することで，寄生虫感染防御に働く。

Ⅱ　自然免疫　　037

3 | ILC3

ILC3 は IL-17 を産生し，上皮細胞や線維芽細胞などから G-CSF の産生を促す。これらのサイトカインによりさらなる好中球の動員が起き，細菌や真菌の増殖に対処する。また上皮細胞間の接着を強化することで，バリア機能を向上させる。ILC3 は IL-22 も産生し，こちらは抗菌ペプチドの産生や上皮の再生を促す。

F 自然免疫から獲得免疫へ

自然免疫が前述のように様々な手段で感染を抑え込む間に，病原体の情報が獲得免疫細胞へと伝えられ，免疫反応は次の段階へ移行する。この際に働くのが，樹状細胞を主とした抗原提示細胞である。ほかの抗原提示細胞としてマクロファージや B 細胞があるが，これら抗原提示細胞の特徴は，細胞外から取り込んだ抗原たんぱく質を分解して T 細胞へと見せること（抗原提示）で，病原体の情報を T 細胞へ伝達することである。抗原提示には MHC（major histocompatibility complex，本章-III-A-4「MHC の構造と機能」参照）とよばれる分子が必要である。

III 獲得免疫

T 細胞や B 細胞による**獲得免疫**が働く場合にも，病原体抗原とそうでないもの，自己と非自己の区別をして反応する。自然免疫が病原体や細胞傷害で広くみられる分子パターンを認識して反応したのに対し，獲得免疫では，個別の抗原の特有な構造の違いを識別することで特異性の高い免疫反応が起こる。抗体などの血清中の成分が主役となる**液性免疫**（B 細胞が主体）と，T 細胞など細胞が主役となる**細胞性免疫**がある（図 3-6）。獲得免疫細胞がどのように抗原認識し，活性化し，どのような機能を発揮するのか，以下に見ていく。

A 獲得免疫細胞の病原体認識

1. リンパ球の抗原認識

獲得免疫は，自然免疫のパターン認識と比べて，はるかに細かな抗原構造の違いを区別して反応することができる。その高い抗原認識特異性は，リンパ球が抗原認識に用いる受容体，すなわち B 細胞であれば **B 細胞受容体**（B-cell receptor：**BCR**），T 細胞であれば **T 細胞受容体**（**TCR**）による。

リンパ球は細胞ごとに異なる抗原を認識する抗原受容体を発現しており，自身の受容体

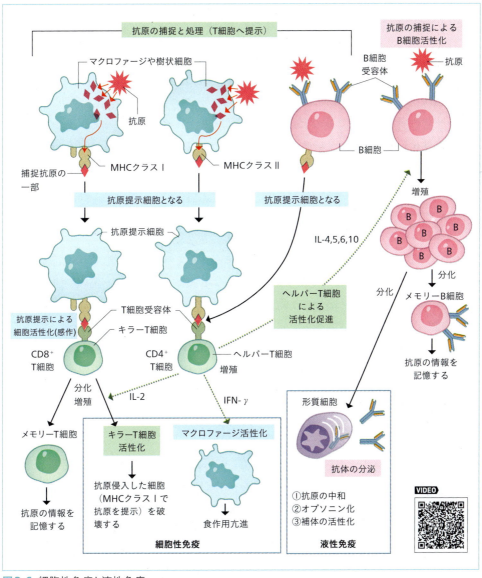

図3-6 細胞性免疫と液性免疫

が認識できる抗原が結合した場合にだけ反応する。B細胞受容体は、認識できる抗原があれば、それに直接結合することができる。B細胞受容体が分泌型になったものが抗体（免疫グロブリンともよぶ）である。抗体の結合力（親和性）は非常に高く、またわずかな構造の違いも識別できる。

　一方、T細胞受容体は、抗体の一部に構造がよく似ているが、対応する抗原を直接認識して結合することができない。MHCの項で見るように、樹状細胞などの抗原提示細胞が病原体を適切に処理してできた抗原ペプチド（病原体たんぱく質の断片）はMHC分子と複合体を形成するが、TCRはそのペプチド‒MHC複合体を認識する。

　次にそれぞれのリンパ球の抗原受容体について詳しくみていく。

2. B細胞受容体（BCR）・抗体

1 B細胞の抗原受容体と抗体

B細胞は，細胞膜上のBCRで抗原を認識する。BCRは，たんぱく質，多糖類，脂質，核酸，化学物質など様々なものと結合できる。BCRが抗原と結合すると，その刺激でB細胞は活性化し，最終的には抗体産生細胞に分化して抗体を分泌する。抗体はBCRの細胞膜貫通部位以下がなくなって分泌されるようになったものである。

2 抗体の基本構造

抗体の基本構造は，**H鎖**（重鎖）と**L鎖**（軽鎖）のポリペプチドが1本ずつ会合し，さらにH鎖どうしが会合して，全体としてY字型になったものである（図3-7A）。抗体は**免疫グロブリン**ともよばれる。この基本構造は，単量体とよばれる。一方，抗体の種類によっては基本構造が2つ，あるいは5つ結合して，1つの抗体分子を構成するものもあり（図3-7B），それぞれ2量体，5量体とよばれる。

H鎖とL鎖には，N末端側に可変部（V領域）のドメイン（たんぱく質の構造単位）があり，H鎖とL鎖の可変部がつくりだすくぼみに，抗原が結合する。可変部のアミノ酸配列は抗体ごとに異なるため，個々の抗体の抗原特異性も異なる。可変部よりC末端側のドメインは定常部（C領域）である。

H鎖とL鎖が会合している部分を**Fab部分**とよぶ。一方，H鎖どうしが会合している**Fc部分**（図3-7A）には，Fc受容体や補体が結合する部位があり，抗体の働きに重要である。

抗体が直接接触して認識する抗原の部位を，**エピトープ**または抗原決定基とよぶ。たんぱく抗原のエピトープは，その分子の表面に露出している一つながりのペプチドである場合も，複数のペプチド領域によって構成される立体的な構造である場合もある。

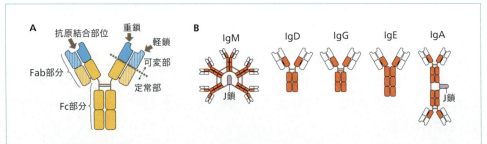

A：抗体（単量体）の構造。重鎖（べた塗り）2本と軽鎖（斜線部分）2本から構成される。軽鎖と重鎖が会合したN末端ドメイン（水色部分）は，抗体ごとに異なる構造をもつ可変部であり，抗原結合部位を形成している。それ以外の部分は抗体のクラスやアイソタイプごとに同一の，定常部となる。
B：各抗体クラスの構造。各クラスの違いは，重鎖の定常部（オレンジ部分）による。IgMとIgAはJ鎖を含み，それぞれ5量体と2量体を形成する。

図3-7 抗体の構造

3　抗原認識多様性をつくりだすメカニズム

　まったく同一の遺伝子配列をもつ細胞や個体の集団を**クローン**とよぶ。リンパ球は，多種多様な抗原に対して特異的な抗原受容体をつくれることから，リンパ球のクローンは何百万種類もある。このような多様性は，抗原受容体遺伝子がランダムなDNA組み換えによりつくり替えられることで産み出される（Column「抗原受容体の多様性の形成」）。

　留意してほしいのは，B細胞全部を集団としてみたときに抗原認識は多様であるが，一個一個のB細胞は1種類の抗原受容体しかつくらず，したがって1種類の抗原しか認識しないことである。

抗原受容体の多様性の形成

　抗原受容体のクローンは何百万種類にも上ると考えられているが，それだけのBCR遺伝子あるいはTCR遺伝子が，染色体の限られたスペースにあらかじめ用意されているとは考えにくい。この謎を解明し，1987年のノーベル賞を受賞したのが利根川進である。彼は，遺伝子の再構成（rearrangement）が起きることで，限られた染色体領域から極めて多様な遺伝子配列がつくりだされることを明らかにした。

　その概要は以下のとおりである。抗体（免疫グロブリン）遺伝子を例に取ると，免疫グロブリンH鎖の可変部は，V遺伝子断片，D遺伝子断片，J遺伝子断片に分かれてコードされている。V遺伝子断片には約50種類，D遺伝子断片には23種類，J遺伝子断片には6種類の異なるスペアパーツが用意されており，それらのうちV，D，Jそれぞれから1個がランダムに選ばれ，DNAの切断と再結合により組み合わされる。これを遺伝子再構成とよぶ。また遺伝子再構成の際にはDNA塩基の付加や欠失も起きるため，その結果生じ得る配列は膨大な数になる。V-D-Jの遺伝子再構成が終わると，それが定常部の遺伝子（C）とmRNAスプライシングの段階で結合して，最終的なH鎖のmRNAとなる（図）。L鎖でも遺伝子再構成が起きるが，可変部遺伝子にD遺伝子がなく，V遺伝子とJ遺伝子がランダムに結合する。H鎖遺伝子とL鎖遺伝子の両方でランダムな断片の結合が起きることで，さらに多様な抗原認識部位の構造が生み出される。

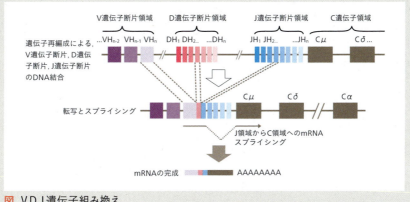

図　VDJ遺伝子組み換え

4 抗体のアイソタイプとクラススイッチ

H鎖の定常部にはアミノ酸配列の異なる5つの種類が存在する。この違いを抗体のクラスともよぶ。これら5種類のH鎖は、それぞれ基本構造や機能の異なる5つのクラス、Ig (immunoglobulin) M, IgD, IgG, IgE, IgA を構成する（図3-7B）。各クラスの抗体の基本的な特徴を表3-1にまとめた。

成熟したけれどまだ抗原と出会っていないB細胞（**ナイーブB細胞**）は、細胞膜にBCRとしてIgMとIgDを表出している。抗原を結合したB細胞は活性化し、分化・増殖して抗体産生細胞となるが、その後ヘルパーT細胞やサイトカインの働きによってH鎖の定常部が置き換わり、異なるクラスの抗体を産生するようになる（図3-8）。これを**クラススイッチ**とよぶ。このとき定常部の配列が変わっても可変部は変わらないので、抗体の特異性は変化しない。クラススイッチは、抗体に免疫反応の対象や場所に応じた機能を付与する重要な役割をもつ。

5 ポリクローナル抗体とモノクローナル抗体

血清中にある抗体は多様な抗原認識特異性をもつ抗体の混合物である。これは様々なB

表3-1 抗体クラスの特徴

抗体クラス	IgM	IgD	IgG	IgE	IgA
	5量体	単量体	単量体	単量体	5量体 単量体（血清中）
血中濃度（mg/dL）	100〜150	〜3	1000〜1500	0.02〜0.05	200〜300
補体活性化	+++	-	++	-	+
オプソニン	+	-	+++	-	+
特徴	免疫応答の初期に産生。抗原親和性は低い。	役割は不明。	液性免疫の主体。胎盤透過性があり、母親から胎児へ移行。	ほとんどが肥満細胞、好塩基球上のIgE受容体に結合して存在。即時型アレルギーに関与。	腸管などの粘液中に多く存在。母乳にも含まれ、新生児の粘膜免疫に寄与。

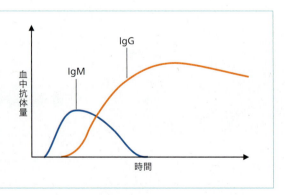

ウイルス感染後の時間を横軸に、各クラスの抗ウイルス抗体の量を縦軸にプロットした。感染初期はIgM抗体が産生されるが、やがてクラススイッチにより（多くの場合）IgGが産生されるようになる。長期にわたり抗体を産生する形質細胞の存在やIgGは血中半減期が長いこともあり、感染が収束しても抗ウイルス抗体は長期間にわたって保持される。

図3-8 クラススイッチ

細胞のクローンが抗体を産生した結果であり，そのような抗体を**ポリクローナル抗体**とよぶ。それに対して，単一のB細胞クローンに由来する抗体は，すべて単一の抗原特異性をもつ。このような抗体を**モノクローナル抗体**という。モノクローナル抗体は分子細胞生物学的手法を用いて作成可能であり，検査の試薬や医薬品として広く使われている（本章-IV-B「治療」参照）。

6 抗体の機能

抗体は以下のように，様々な方法で生体防御に関与する（図3-9）。

❶ 微生物の感染力や毒素の中和

多くの病原体はその外壁に，細胞への接着や侵入に必要な分子をもっている。たとえばHIV（ヒト免疫不全ウイルス）は細胞表面のCD4に結合することで，主にヘルパーT細胞に感染する。また毒素も細胞に結合して毒性を発揮する。抗体は病原体や毒素に結合することで，細胞への接着を阻止し，感染や傷害を防いでいる。このような働きを**中和**とよび，この働きをもつ抗体を**中和抗体**という。

❷ オプソニン化による貪食作用の亢進

CRPや補体のC3bなどと同様に，抗体は**オプソニン**として作用する。マクロファージや好中球は抗体のFc部分を認識すると貪食能が高まる。たとえば，肺炎球菌は多糖類に富

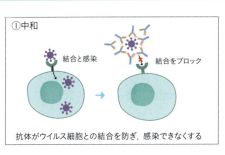
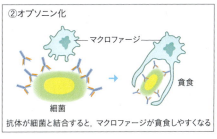
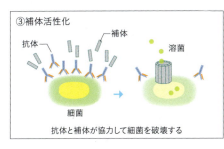
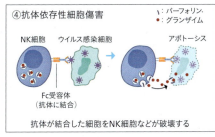

図3-9 抗体のはたらき

んだ外殻（莢膜）をもっていてそのままでは貪食に抵抗性であるが，抗体が結合することで貪食されやすくなる。

❸ 補体の活性化

本章-II-Dで触れたように，抗体が抗原に結合して免疫複合体を形成すると，**補体**の古典経路が活性化される。補体の活性化は，膜侵襲複合体の形成やオプソニン化による貪食促進により，病原体排除につながる。

❹ 抗体依存性細胞傷害

NK細胞もIgGのFc部分に結合する受容体を発現しており，病原体由来抗原を表出している感染細胞にIgG抗体が結合していると，その抗体を介して感染細胞を認識し，感染細胞を殺す。この機序を**抗体依存性細胞傷害**（antibody-dependent cellular cytotoxicity：ADCC）という。また，好酸球はIgEのFcに特異的な受容体を発現しており，寄生虫の表面にIgE抗体が結合していると，抗体を介して寄生虫に結合し，顆粒を放出して攻撃する。

❺ 受動免疫

新生児は免疫機能が十分に発達していないため，自分自身の免疫系で感染症から身を守ることができない。そのためしばらくの間は，母体が産生した抗体を受け取ることで感染症から守られている。母から子へ抗体を受け渡すのには2つの経路がある。

1つ目は胎児のときに胎盤をとおして，母体の血流中のIgG抗体を受け取る経路である。

2つ目は，産まれてから母乳を介してIgA抗体を受け取る経路である。母乳には粘液と同様に，乳腺から分泌された2量体IgA抗体が豊富に含まれている。授乳により取り込まれたIgAは新生児の腸管粘膜にとどまることで，腸管を感染から守る。このように自分の体外由来の物質により付与される免疫機能を**受動免疫**とよぶ。受動免疫のほかの例としては，ヘビ毒などに対する抗血清がある。毒ヘビにかまれても，すぐに抗血清を注射すればヘビ毒は中和され，からだを守ることができる。受動免疫に対して，感染や予防接種などで自身に誘導される免疫能を**能動免疫**とよぶ。

❻ 粘膜における抗体

IgAは気道や消化管の粘膜付属リンパ組織で生成され，上皮細胞の中を能動的に輸送されて粘液中にとどまることで，共生細菌，病原体や病原体が産生する毒素が上皮に接近・侵入するのを防止している。

▌ 3. T細胞受容体（TCR）

B細胞受容体がたんぱく質や多糖類など様々な抗原と直接結合できるのとは違い，TCRは，MHC分子（次項）と，その上に提示された抗原ペプチドとの複合体だけを認識する。言葉を変えると，TCRはMHC分子とペプチド抗原の両方を同時に認識しているのである。TCRは，1本ずつのα鎖とβ鎖からなり，そのN末端に抗原結合部位がある（図3-10）。TCRの多様性も，BCRの場合と同様に遺伝子の再構成によってつくりだされる。ただし，抗体遺伝子でみられるような親和性成熟は起こらない。

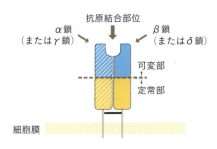

TCRも抗体と同様に，2本のポリペプチド鎖（α鎖とβ鎖，またはγ鎖とδ鎖）から成る。それぞれの鎖のN末端側のドメインは可変部を，C末端側は定常部を構成している。2つの鎖の可変部は抗原結合部位を形成する。

図3-10 TCRの構造

末梢血中の大多数のT細胞はα鎖とβ鎖から成るTCRを発現しているが，一部のT細胞はγ鎖とδ鎖から成るTCRを発現している（γδT細胞）。

4. MHCの構造と機能

MHCはT細胞に対してペプチド抗原を提示することで，抗原特異的なT細胞の活性化に働く。本章-III-A-1で述べたように，T細胞はTCRを使ってペプチド-MHC複合体を認識する。MHCには2種類あり，構造や提示するペプチド，抗原を提示するT細胞の種類が異なる。

1 MHC分子の種類と構造

MHC分子は膜たんぱく質であり，クラスI分子とクラスII分子がある。**MHCクラスI分子**は，α鎖とβ_2-ミクログロブリンで形成されており，α鎖上に抗原ペプチドを結合する溝がある。一方，**MHCクラスII分子**は，ほぼ同じ大きさのα鎖とβ鎖から成り，抗原ペプチドが結合する溝は，両鎖のN末端側に形成されている（図3-11）。

2 MHC分子の遺伝子およびその発現

MHCクラスI分子は，ほとんどすべての有核細胞と血小板の表面に発現している。これは本章-III-D-2で見るように，病原体に感染した細胞を排除する必要性と関係がある。一方，MHCクラスII分子の発現は通常，抗原提示細胞（樹状細胞，マクロファージ，およびB細胞）に限られている。MHCクラスI，クラスIIともにそれぞれ3種類の遺伝子があり，それぞれに母由来と父由来があるので計6種類ずつが発現している。

同じMHCクラスI分子，またはクラスII分子でも，その配列は遺伝子ごとに少しずつ異なり，その結果として提示できるペプチドの種類も異なる。したがって異なる抗原ペプチドを提示できるMHCを複数もつことで，より幅広い病原体に対応でき，感染防御

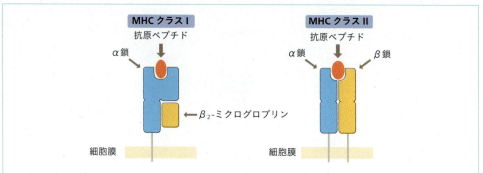

図3-11 MHCの構造

の確率を上げることができる。

3 MHC分子の多型性

　β_2-ミクログロブリン以外の各MHC分子は，多型（個人間での遺伝子配列の違い）に富んでいる分子であり，細胞表面に発現しているMHC分子の多型の組合せ（ハプロタイプ）は，基本的には個人ごとに異なる。このことは人によって提示できる抗原が異なる，つまり同じ病原体に対しても免疫反応に個人差が出ることを意味する。これは1つの感染症で人類が絶滅するリスクを回避するのに役立っている。また個人間でのMHC配列の違いは，臓器移植の拒絶の原因ともなる。

4 抗原たんぱく質の由来

❶ MHCクラスⅡ分子による細胞外抗原の提示

　樹状細胞やマクロファージなどの抗原提示細胞は，貪食などによって抗原を細胞内に取り込む。細胞内に取り込まれたたんぱく抗原は，リソソームに運ばれて酵素によって分解されペプチドとなる。MHCクラスⅡ分子は小胞体（ER）でつくられた後リソソームと融合し，分解された抗原ペプチドを溝に結合した後に細胞膜表面へと移動し，CD4$^+$ T細胞に対してペプチドを提示する（図3-12）。

❷ MHCクラスⅠ分子による細胞内在性抗原の提示

　細胞質内で増殖するウイルスや細胞内寄生菌が産生する非自己たんぱく質など，細胞質内に存在するたんぱく質は，プロテアソームとよばれるたんぱく分解酵素複合体によってペプチドに分解される。生成されたペプチドは，小胞体の中に運搬される。小胞体内で生成されたMHCクラスⅠ分子は，結合可能なペプチドを抗原として受け取って細胞膜に移動し，細胞膜上でCD8$^+$ T細胞に提示する（図3-13）。

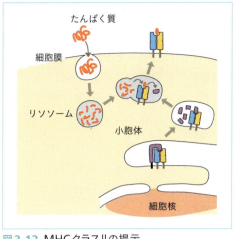
図3-12 MHCクラスIIの提示

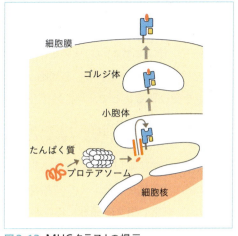
図3-13 MHCクラスIの提示

B T細胞の活性化と役割

獲得免疫では液性免疫（B細胞が産生する抗体が主体）でも細胞性免疫（T細胞が主体）でも，最初にT細胞が活性化されることが重要である。T細胞は**抗原提示細胞**（主に樹状細胞とマクロファージ）が提示する抗原を認識すると，活性化する（**Column**「クロスプレゼンテーション」）。以下にその概要をみていく。

1. TCRと共受容体

TCRがMHC-ペプチド複合体を認識してシグナル伝達する際には，CD4またはCD8分子の共受容体が重要である。CD4$^+$ヘルパーT細胞（Th細胞）のTCRは，MHCクラスII分子とペプチド抗原の複合体を，CD8$^+$キラーT細胞（CTL）では，TCRがMHCク

クロスプレゼンテーション

CD8$^+$T細胞（キラーT細胞）はウイルス感染細胞などの排除に重要な働きをする。キラーT細胞が活性化されるには，抗原提示細胞がウイルス抗原をMHCクラスIに提示しなければならない。しかし本文にあるように，原則としてMHCクラスIは細胞内でつくられたたんぱく質を抗原として提示する。では抗原提示細胞がウイルス抗原をキラーT細胞に提示しようと思ったら，抗原提示細胞自身がまずウイルスに感染しなくてはいけないのだろうか？もちろんそんなことはなく，一部の樹状細胞は細胞の外から取り込んだ抗原（原則的にはMHCクラスIIに提示される）を，MHCクラスIに提示するしくみをもっていて，このような抗原提示をクロスプレゼンテーションとよぶ。このしくみがあるので，樹状細胞はウイルス感染細胞の残骸を取り込んで処理し，抗原ペプチドをCD4$^+$T細胞とCD8$^+$T細胞の両方に提示できるのだ。

ラスI分子とペプチド抗原を認識するとCD4分子やCD8分子が，シグナル伝達を開始する．

ナイーブ（抗原に出会ったことのない）T細胞の活性化には，TCRからのシグナル（シグナル1）だけでは不十分である．T細胞が抗原提示細胞から共刺激分子によるシグナル（シグナル2）を受け取ることで，はじめてT細胞は活性化される（Column「共刺激の役割」）．

2. 抗原提示細胞による活性化

感染部位で樹状細胞が病原体を貪食すると，パターン認識受容体により認識することで樹状細胞は活性化される．そして共刺激分子を高発現するとともにリンパ管からリンパ節に入り，T細胞の集まる領域に移動して病原体の抗原を提示する．

一方，ナイーブT細胞は血液中からリンパ節に入り，樹状細胞などの抗原提示細胞が

共刺激の役割

TCRからのシグナルをシグナル1，共刺激分子からのシグナルをシグナル2とよぶことがあるが（A），本文にもあるようにシグナル1とシグナル2がそろって初めてT細胞は活性化される．なぜわざわざ2つのシグナルを必要とするかというと，誤って自己免疫反応が起きるのを防ぐためである．

共刺激分子の発現は，抗原提示細胞がパターン認識受容体で病原体を認識すると増加する．したがって抗原提示細胞が病原体を取り込んだ場合は，抗原に加えて共刺激分子もT細胞に提示されるので，T細胞は活性化される（B上段）．一方感染などの異常がない場合，つまりMHC上に自己抗原しか提示されていない状態では，抗原を認識できたとしてもT細胞はTCR刺激しか受け取れず，T細胞は以後無反応（アナジー）になるか，細胞死を起こす（B下段）．このように，病原体が入ってきたときだけシグナル1とシグナル2が揃いT細胞が活性化される仕組みにすることで，T細胞が無害な抗原（たとえば自己抗原）を認識して活性化し，攻撃してしまうことを防ぐことができる．

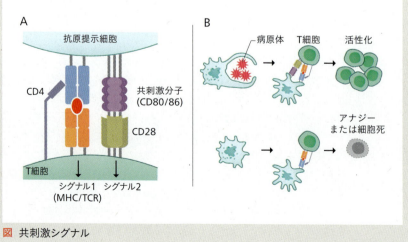

図 共刺激シグナル

提示している，様々なペプチド抗原をスキャンする。TCRが抗原を認識できたT細胞は活性化され，増殖するとともにエフェクター（＝生体防御能を発揮する）T細胞に分化する。その結果，抗原に特異的なT細胞の数が急速に増え，それらは再び循環血液中に出て，感染の現場に向かっていく。

1つのT細胞は1種類のTCRしか発現しないことから，特定の抗原を認識できるT細胞の数は極めて少ない。リンパ節などの2次リンパ組織では抗原提示細胞がT細胞と同じ領域に集まることで，抗原特異的なT細胞が効率的に抗原と出会えるようにしているのである。

3. CD4⁺T細胞の働き

CD4⁺T細胞はヘルパーT細胞ともよばれ，サイトカインを使ってほかの免疫細胞の働きを調節する，免疫反応の司令塔の役割を果たす。ナイーブCD4⁺T細胞が2次リンパ組織で抗原提示を受けて活性化すると，自分自身の産生するIL-2の刺激で増殖し，エフェクター細胞となる。そしてリンパ組織から血流に出て体内を循環し，感染部位で血管外に遊走し感染防御に働く（本章-III-B-5「感染部位への遊走メカニズム」参照）。

CD4⁺T細胞は，抗原提示を受ける際に同時に受け取るサイトカインなどによって，Th1, Th2, Th17, Treg, Tfhなど異なるエフェクター機能をもつサブセットに分化する（図3-14）。Th1，Th2，Th17は，免疫反応のヘルパー型で述べたタイプ1，タイプ2，タイプ3応答に関与する。Th1が産生する代表的なサイトカインはIFN-γ，Th2ではIL-4, IL-5, IL-13，Th17ではIL-17，IL-22である。TfhはB細胞による抗体産生などに大事な働きをする。Tregはほかの免疫細胞の働きを抑えるブレーキ役となる。それぞれの働きは，本章-III-E「ほかの感染に対するヘルパー型免疫反応」で詳しくみていく。

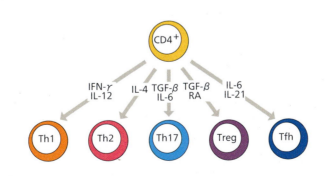

主要なThサブセットを示す。ナイーブCD4⁺細胞は，矢印上に示したサイトカインの存在下で活性化されることにより，それぞれのThサブセットへと分化する。

図3-14 Thサブセット

4. CD8⁺T細胞の働き

CD8⁺T細胞は**キラーT細胞**ともよばれる。免疫反応の4類型のうち細胞傷害型の応答を担当し、ウイルスや細胞内寄生菌に感染した細胞を排除する。CD8⁺T細胞も、ウイルス感染などに際して樹状細胞から共刺激分子とともに抗原ペプチドの提示を受けることで活性化される。CD8⁺T細胞はキラーT細胞となってリンパ組織を離れ、血流に乗って感染部位に遊走し、非自己抗原をMHCクラスI分子とともに提示している標的細胞を認識すると、標的細胞を殺す（メカニズムについては**Column**「NK細胞やキラーT細胞による標的細胞の破壊」）。

Column　NK細胞やキラーT細胞による標的細胞の破壊

　NK細胞は出会った細胞にウイルス感染やがん化などの異常がないかを、相手の細胞表面に発現している分子によって判断している。ウイルス感染やがん化など細胞にストレスがかかると、多くの細胞は「ストレスがある」という目印の分子（ストレスマーカー）を表出する。NK細胞はそれを受容体を使って感知する。受容体からのシグナルにより、パーフォリンとグランザイムを含む小胞が標的細胞に向かって放出される。パーフォリンは標的細胞の細胞膜に穴を開け、そこからグランザイムが標的細胞に侵入し、細胞死を誘導する。キラーT細胞による標的細胞破壊のメカニズムも基本的に同様であるが、引き金となるのは標的細胞のMHCクラスI分子上に提示された抗原をTCRで認識することである。

　NK細胞の場合は、相手の細胞表面上にMHCクラスIが「発現していない」ことでも活性化される。MHCクラスIにはウイルス由来抗原や腫瘍抗原をキラーT細胞に提示する重要な役割があるが、ウイルスや腫瘍細胞はキラーT細胞による監視を逃れようとMHCクラスIを発現しなくなることがある。NK細胞がそのような細胞も見つけ出して排除することで、人のからだはより安全に守られているのだ。

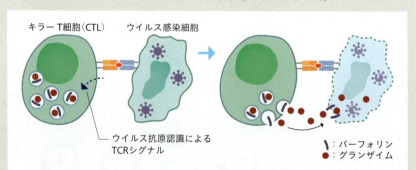

ウイルス感染細胞はMHCクラスI上にウイルス抗原を提示している。それをキラーT細胞が認識すると、キラーT細胞は細胞内に溜めていたパーフォリンやグランザイムをウイルス感染細胞に向かって放出する。パーフォリンは標的細胞の細胞膜に穴を開け、そこから侵入したグランザイムが標的細胞に細胞死を起こさせる。これによりウイルスは増殖の場を失い、感染拡大を防ぐ。

図　キラーT細胞（CTL）による感染細胞排除

5. 感染部位への遊走メカニズム

　2次リンパ組織で特異抗原の刺激を受けて分化，増殖したリンパ球はエフェクター細胞となってリンパ組織を離れ，血液中を循環する。感染巣に到達すると，血管内皮細胞が表出するスパイクたんぱくとケモカインのシグナルに反応して，血管外に出て病原体の排除に働く。スパイクたんぱくやケモカインには多くの種類があるが，活性化されたT細胞がどの部位で血管外に出るかは，スパイクたんぱくやケモカインの組み合わせによって変わる。これによりリンパ球は効率よく特定の組織に向かうことができる。

6. メモリーT細胞

　病原体が排除されて，抗原やサイトカインによる刺激がなくなると，エフェクターT細胞の大半は死滅する。しかし，一部の細胞は**メモリーT細胞**（記憶T細胞）となり，様々な組織や循環血液中に長期間生存する。メモリーT細胞はナイーブT細胞と比較して，抗原と出会った際に，より早く強くエフェクター機能を発揮することで，再感染に対応する。

C B細胞の活性化と抗体産生

　獲得免疫ではT細胞による細胞性免疫とともに，B細胞の抗体産生による液性免疫が重要である。ここではB細胞による抗体産生の機序と，抗体の機能を見ていく。

1. T細胞依存性抗体産生

1 | 抗体産生の初動

❶ 抗原の認識とT細胞による活性化

　骨髄で成熟したナイーブB細胞は，血流と2次リンパ組織の間を循環する。2次リンパ組織に入ると，B細胞はリンパ濾胞の部位に集まってくる。リンパ液にのってリンパ節に，あるいは血流に乗って脾臓に入った抗原を認識するとB細胞は活性化され，T細胞によってさらなる活性化を受けると，増殖し抗体の産生を始める（**Column**「T細胞によるB細胞の活性化とその意味」参照）。

❷ クラススイッチ

　免疫の1次反応では，まずIgM抗体がつくられるが，しだいに別なクラスの抗体へと**クラススイッチ**する（本章-III-A-2「B細胞受容体（BCR）・抗体」参照）。どのクラスにスイッチするかは，CD4$^+$T細胞からB細胞が受け取るサイトカインの種類によって決定される。

III　獲得免疫　　051

2 | 胚中心の形成と親和性成熟

　T細胞により本格的に活性化したB細胞は，濾胞の中に入り活発に増殖する．一部のB細胞は増殖しながら抗体を産生する形質芽細胞へと分化する．またほかのB細胞は胚中心を形成し，抗体産生に特化した形質細胞や，将来の再感染に備えるメモリーB細胞へ分化する．また，その抗原に対する抗体の親和性がしだいに強くなる（**親和性成熟**）．胚中心反応でつくられた形質細胞の一部は血流に乗って骨髄に到達し，感染が終結したのち何年にもわたって抗体をつくり続ける．血液中の免疫グロブリンの多くはこのような形質細胞から分泌された抗体である．

▌2. T細胞非依存性抗体産生

　多糖，糖脂質などの多くは，T細胞の補助がなくてもB細胞に抗体産生を引き起こすことができる．そのような抗原を，**T細胞非依存性抗原**とよぶ．T細胞非依存性抗体ではクラススイッチや親和性成熟は起こらず，主に低親和性のIgM抗体が産生される．ABO

T細胞によるB細胞の活性化とその意味

　B細胞がT細胞によるヘルプを得て活性化するには，少し面倒な手続きが必要である．まずB細胞は自分の認識する抗原と結合するとそれを取り込んでT細胞領域に向かい，T細胞のほうも抗原認識をして活性化されるとB細胞領域へと向かう（①）．T細胞領域とB細胞領域の境界で，抗原を認識した様々なB細胞とT細胞が「お見合い」をする．このお見合いはB細胞が取り込んで提示した抗原をT細胞が認識すると成立し（②のpMHC/TCRによるシグナル），お返しにT細胞がB細胞に「抗体を産生してもいいよ」というお墨付きを与える（②のCD40/CD40Lシグナル）．これを受け取ることで，B細胞は増殖して，一緒に移動してきたTfh細胞とともに胚中心を形成したり，形質芽細胞になって初期の抗体を産生する（③）．これは一見すると無駄な一手間なのだが，「T細胞によるお墨付き」というチェックを挟むことで，自己反応性のB細胞が勝手に自己抗体をつくり始めるのを防ぐ，大事なメカニズムなのだ．

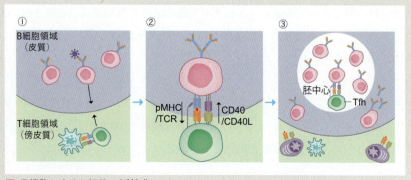

図 T細胞によるB細胞の活性化

式血液型抗原に対する抗体はT細胞非依存性抗体だと考えられる。

D ウイルス感染防御と細胞傷害性免疫反応

1. ウイルス感染に対する自然免疫反応

ウイルス感染に対する自然免疫の反応は，タイプIインターフェロンによる抗ウイルス作用と，NK細胞による感染細胞排除が大きな柱であることをすでに見てきた。感染が長引くと，CD8$^+$T細胞による感染細胞の排除や，抗体による防御が必要となる。

2. ウイルス感染に対する細胞性免疫反応

ウイルス抗原を取り込んだ樹状細胞は，所属リンパ節に移動してCD4$^+$T細胞とCD8$^+$T細胞を活性化する。CD4$^+$T細胞は樹状細胞を刺激することで，CD8$^+$T細胞の活性化を促進する。その結果CD8$^+$T細胞は増殖し，細胞傷害性T細胞（CTL）へと分化する。末梢循環へと出たエフェクターCTLは，感染巣にたどり着き，ウイルス感染細胞がMHCクラスI上に提示しているウイルス抗原を認識して感染細胞を破壊する。

3. ウイルス感染に対する液性免疫反応

ウイルス感染拡大，あるいは再感染を防ぐには，抗体を用いた液性免疫応答も重要な役割を果たす。それぞれのウイルスは，ウイルス表面のたんぱく質を使って標的細胞に侵入し感染する。そのため抗体による防御では，ウイルス表面分子に結合して細胞の受容体への結合を妨害する中和抗体が最も有効である。また抗体が，感染細胞が発現したウイルス抗原に結合した場合には，NK細胞による抗体依存性細胞傷害（本章-III-A-2-6-❹「抗体依存性細胞傷害」参照）で標的細胞が破壊される。

4. ウイルスによる免疫反応回避メカニズム

ウイルスは免疫機構を回避するための様々なメカニズムを進化させてきた。ウイルスの多くは，何らかの形でインターフェロンの働きを阻止する機構をもっている。たとえば新型コロナウイルス（SARS-CoV2）はインターフェロン受容体からのシグナル伝達を阻害し，ウイルス複製阻害因子の産生を抑える。

またインフルエンザウイルスの例でよく知られているように，抗原性を変えることで獲得免疫機構を逃れる場合もある。抗原性が変化すると，以前の感染によって成立した免疫記憶の効果は減弱する。そのため毎年のようにインフルエンザの流行が繰り返されることとなる。

III 獲得免疫　053

E ほかの感染に対するヘルパー型免疫反応

1 細胞外寄生菌・真菌

　細胞外で増殖する微生物に対する防御はタイプ3免疫反応が中心となる。細胞外で増殖する細菌に最初に対応するのがマクロファージと好中球の食細胞である。先に見たように補体や抗体が結合すると，食細胞による貪食が高まる。食細胞に取り込まれた菌は，活性酸素や次亜塩素酸，さらには加水分解酵素群により殺菌される。またマクロファージが産生する炎症性サイトカインも，さらなる活性化につながる。

　細胞外寄生菌や真菌が感染した場合，CD4$^+$T細胞はTh17細胞へと分化する。Th17が産生するIL-17は，ILC3の場合と同様にさらなる好中球の遊走を促す。また肺炎球菌のように，多糖類の莢膜があってそのままでは貪食抵抗性を示す場合には，抗体結合によるオプソニン化が重要である。ここでも細胞性免疫と液性免疫の両方が，病原体排除に必要である。

2 細胞内寄生菌

　細胞内寄生菌に対してはタイプ1の免疫反応が主となる。一部の細菌は食細胞に取り込まれても殺菌されにくく，取り込まれたままで増殖する細菌もいる。たとえば結核菌は取り込まれたマクロファージの食胞内で殺菌されることなく増殖するが，マクロファージや樹状細胞はIL-12やIL-18を産生して，ILC1を活性化する。ILC1はIFN-γを産生し，マクロファージの貪食，殺菌能をさらに高める。また感染が持続すると，CD4$^+$T細胞が活性化され，Th1細胞へと分化させる。Th1はより強力に結核菌を取り込んだマクロファージを活性化し，マクロファージの殺菌能が高まる。またさらなるマクロファージも呼び寄せる。抗体の結合によるオプソニン化は，細菌の貪食を促進する。ただ結核は完全に排除できない場合も多く，その場合，肉芽腫を形成して結核菌を封じ込める。したがって加齢や重篤な疾患，AIDS感染などで免疫能が低下すると，結核が再発することがある。持続的な免疫反応は細胞内寄生菌に対する防御であるが，周囲の組織にも傷害をもたらす。

3 寄生虫感染

　回虫のような多細胞の寄生性生物は，大き過ぎて貪食できない。そのため多細胞寄生虫や一部の原虫の感染に対しては，タイプ2反応が中心となる。上皮細胞が寄生虫由来物質を感知したり，寄生虫により物理的に傷害されると，IL-33やIL-25，TSLPなどを放出する。これらのサイトカインはILC2を活性化し，IL-5やIL-13を産生させる。IL-5，IL-13の働きにより好酸球や好塩基球が呼び寄せられる。

　好酸球はMBP（主要塩基性たんぱく質）などの細胞毒性の強い物質を寄生虫に放出し，寄

生虫を傷害する。IL-13 は平滑筋を収縮させたり，杯(さかずき)細胞からの粘液産生を促進することで，寄生虫の排除を促す。

寄生虫感染防御の獲得免疫のフェーズでは CD4$^+$T 細胞が Th2 へと分化する。Th2 細胞も，IL-5 や IL-13 を産生するとともに IL-4 や IL-13 産生を介して，B 細胞の IgG1 や IgE へのクラススイッチを促す。産生された IgE 抗体が肥満細胞や好塩基球の IgE 受容体に結合し，その IgE を介して寄生虫を認識すると，細胞の脱顆粒が起こり，顆粒中の酵素などが寄生虫に向かって放出される。また寄生虫に結合した IgG1 が好酸球上の IgG 受容体に認識されることで，好酸球による脱顆粒を誘導する。タイプ 2 の反応がスギ花粉や食物抗原(こうげん)などに誤って起きると，即時型アレルギーを引き起こす。

F 免疫反応の制御

免疫反応(めんえき)は病原体を排除するのに必要だが，その際に自己と非自己を厳密に区別できなければならない。この区別ができないと，誤って自分の組織を攻撃して自己免疫疾患になってしまう。T 細胞や B 細胞は複数のメカニズムにより，そのような事態を避けている。

1 中枢性免疫寛容

T 細胞や B 細胞は分化 / 成熟していく過程で多様な抗原を認識できるクローンの集団が生成されるが，なかには自己抗原を認識する受容体をもつものもある。そのような自己反応性のクローンを，未成熟な段階で細胞死により除去するのが，**中枢性免疫寛容**である。

2 末梢性免疫寛容

中枢性免疫寛容は完全ではなく，末梢のリンパ球の 10 ％程度は自己反応性ともいわれている。それらは**末梢性免疫寛容**によって抑えられる。

❶ アナジー，細胞死

すでに述べたように，T 細胞が活性化されるには TCR 刺激とともに，共刺激分子のシグナルが必要である。感染が起きていない状態では，共刺激分子はどこにも発現していない。このような状態で，T 細胞が自己ペプチドを認識すると，**不応答状態**（**アナジー**：本章 -III-B-2Column「共刺激の役割」参照）になり，以後は自己抗原に対してまったく反応しなくなる。また自己ペプチドを認識して細胞死を起こす場合もある。

❷ 制御性 T 細胞（Treg）

本章 -III-B-3 で述べたように **Treg** はほかの T 細胞の働きを抑える T 細胞である。Treg は抑制性のサイトカインである IL-10 や TGF-β を産生する，樹状細胞の機能を低下させる，T 細胞の増殖に必要なサイトカイン IL-2 を消費して周囲の T 細胞が増殖できないようにするなど，様々な手段で免疫反応を抑制する。Treg 機能に遺伝的な異常がある人では自己免疫疾患を発症することからも，その重要性がわかる。

III 獲得免疫　055

Ⅳ 免疫の利用

ここまでは免疫系による生体防御機構を説明してきたが，最後に免疫の働きの人為的な利用について簡単に見ていく。

A 予防（ワクチン）

ワクチンは人為的に病原体やその成分，毒素などを接種することで，感染を予防する方法である。ワクチン接種により，これまで見てきたように抗体産生やメモリー細胞が誘導される。そのため接種後は，ワクチンの標的病原体が入ってきても発症しないか，発症しても軽症で済む。

ワクチンの最大の成功例は天然痘ワクチンで，これによりかつては致死的な感染症として恐れられてきた天然痘の完全な撲滅が1980年に宣言された。予防接種が実施されることによって，ほかにも多くの感染症が激減してきた。

ワクチンには生ワクチン，不活化ワクチン，遺伝子組み換えワクチンがある。

1 生ワクチン

ジェンナーが天然痘の予防に用いた初めてのワクチンは，牛痘ウイルスそのものであった。また今でも麻疹や風疹のワクチンは弱毒化したウイルスであるし，結核予防に接種するBCGも牛結核菌を弱毒化させたものである。このように生物活性を保持しているワクチンのことを**生ワクチン**とよぶ。生ワクチンは実際の病原体なので，免疫原性が高く効果の持続期間も長い。ただし生きた病原体なので，実際に病気を引き起こす危険性もあり，免疫機能が落ちている人への接種には注意が必要である。

2 不活化ワクチン

現在，多くのワクチンは，病原体やその一部，あるいは毒素を不活化して接種するタイプのものである。そのため**不活化ワクチン**とよばれる。不活化した外毒素はトキソイドという。破傷風やジフテリアのワクチンは，それぞれのトキソイドである。病原体の成分としては，病原体から分離・精製して用いる方法に加え，遺伝子組み換え技術により酵母などほかの生物で産生させることもある。不活化ワクチンは生ワクチンと比べると，その効果や持続期間が劣ることが多い。

3 遺伝子組み換えワクチン

mRNA ワクチン（図 3-15）は，ウイルス表面たんぱくをコードする **mRNA** を脂質膜に包んで体内に導入する。それを取り込んだ細胞はウイルスたんぱく質をつくるが，ウイルスたんぱく質は免疫系により異物として認識され，抗体が産生される。**ウイルスベクターワクチン**も，原理的に似た方法である。病原性をもたないよう改変されたサルアデノウイルスに，標的とするウイルスの遺伝子を組み込み，接種する。この場合，改変されたウイルスはただの運び屋（ベクター）であり，細胞に感染するとウイルスベクターに組み込まれた標的ウイルスたんぱく質のみがつくられ，それに対する抗体が産生される。これらのワクチンの利点は，新規の感染症に対して比較的短期間でワクチンがつくられることで，新型コロナウイルス感染症（COVID-19）において実用化された。

4 ワクチンにおけるアジュバント

ワクチンの種類によっては，ワクチンの本体成分だけでは十分に免疫反応を引き起こせないこともある。そのため免疫反応を強めるために，**アジュバント**とよばれる物質を加えることがある。アジュバントの主な作用は，パターン認識受容体をとおして抗原提示細胞を刺激することにより獲得免疫を効率よく始動させることだと考えられている。アジュバン

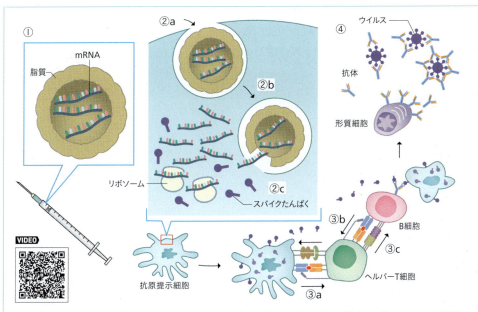

脂質に包まれた mRNA（①）は体内に注入されると抗原提示細胞により取り込まれ（②a），一部の mRNA は細胞質に出て（②b）ウイルスのスパイクたんぱくを合成する（②c）。抗原提示細胞はスパイクたんぱくをヘルパー T 細胞に抗原提示し，ヘルパー T 細胞を活性化する（③a）。またスパイクたんぱくを認識する B 細胞がヘルパー T 細胞に抗原提示をすると（③b），ヘルパー T 細胞によって B 細胞が活性化され（③c），B 細胞が分化，形質細胞となって抗体を産生する（④）。抗体はスパイクたんぱくに結合し，ウイルスがヒトの細胞に結合し感染するのを阻止する（④）。

図 3-15 mRNA ワクチンの作用機序

IV 免疫の利用

トとして最も多いのはアラム（Alum）を代表とするアルミニウム塩であるが，最近ではスクワレンを含むエマルジョン型のアジュバントも一部で用いられている。

B 治療

　病気の治療にも免疫学の成果は用いられている。免疫不全状態にある患者には，いくつかの方法で免疫能を補うことが試みられる。たとえば，白血球が減少して感染を起こしやすい場合には，リコンビナント G-CSF などのサイトカインを投与して，造血幹細胞から好中球の分化を早めることができる。また，免疫機能が低下した患者などにヒト免疫グロブリン製剤を投与することによって，細胞外寄生菌の感染を抑制することができる。

　サイトカインやケモカイン，その受容体などに対するモノクローナル抗体は，関節リウマチをはじめとする様々な炎症性疾患の治療に使われている。また近年，がん治療にも免疫機能が利用され，効果を上げている。リツキシマブは抗 CD20 モノクローナル抗体であり，補体活性化や ADCC により，CD20 抗原を発現するリンパ腫を破壊する高い効果を発揮する。また T 細胞活性化のブレーキとして働く PD-1 分子に対する抗体は，PD-1 によるブレーキをはずすことで T 細胞ががん細胞を攻撃できるようにする。さらには細胞に標的分子を認識するキメラ抗原受容体（chimeric antigen receptor；CAR）を導入することで，T 細胞にがん細胞を攻撃する能力をもたせる CAR-T 療法も実用化されている。

　これらの治療法が可能になったのは，遺伝子組み換え技術によりサイトカインやケモカイン，モノクローナル抗体の作成が可能になったことによる。CRISPR/Cas システムなどヒトの遺伝情報そのものを改変する技術も発展してきており，今後はそれらを使って患者の細胞を改変する療法も普及してくるかもしれない。

第 **4** 章

感染予防と感染制御

この章では

- 感染予防策を理解する。
- 予防接種とワクチンの種類を学ぶ。
- 滅菌と消毒，およびその対象を理解する。
- バイオハザードとバイオセーフティについて学ぶ。
- 医療関連施設および在宅における感染対策を学ぶ。

I 感染症の予防

感染症の予防は病原体を体内に入れないことである。そのためには病原体それぞれの**感染経路**を理解し，その遮断を行う必要がある。また，流行期に多くの人が集まる場所または流行している地域への不要不急な訪問を避けること，さらには病原体に対する免疫を獲得する予防接種が効果的である。加えて基本的なことであるが，十分な睡眠，適切な食事，適度な運動など規則正しい生活による体力（**生体防御能**）を維持していくことが重要である。

感染制御

1. 感染制御の基本

感染制御（infection control and prevention）とは，①感染症の発生を未然に防ぐこと，②発生した感染症を制圧・制御することである。そのためには，適切な予防と適正な治療が重要である。感染が成立するためには，**病原体，感染経路，宿主**の3つの要因が必要である。感染対策は，この3つのうちどれか1つ以上の要因を取り除くことである。

2. 各種予防策

1 標準予防策

1980年代にアメリカでHIV感染者が急増し，医療従事者にも医療行為が原因と考えられる感染が拡がったことから，アメリカ疾病予防管理センター（CDC）から「血液と体液」の取り扱いについて勧告された。これを受け，1996年には**標準予防策**（**スタンダードプリコーション**）が発表された。これは，汗を除く体液，血液，分泌物，排泄物，創のある皮膚，粘膜はすべて感染性があるとみなして，感染予防策をとるべきとしたものである。

2 標準予防策の実際

❶**手指衛生**

感染性物質を取り扱った後やそれらが付着している可能性がある部位に触れた際，または患者ケアの前後には必ず手洗いを行う。見える汚れがある場合には石けんを用い流水で手を洗う。目に見える汚れがなければ擦式消毒用アルコールなどにより手指消毒を行う。

❷**個人防護具**（personal protective equipment：PPE）

（1）手袋

感染性物質（血液，体液，汚染器具など）に触れる際，患者の粘膜や創のある皮膚に触れる際には，手袋を着用する。患者をケアするときは，ディスポーザブル手袋を使用し，使い

回しはしない。また，手袋をはずした後にも必ず手指消毒を行う。

（2）ガウン，エプロン

感染性物質に汚染される可能性がある医療処置を行う場合には，防水性のガウンまたはエプロンを着用する。ガウンまたはエプロンを脱いだ後は，必ず手指消毒を行う。

（3）マスク，ゴーグル，フェイスシールドなど

感染性物質の飛沫・エアロゾルが生じる可能性がある医療処置を行う場合には，サージカルマスク（耐水性）やゴーグルなどを着用する。

個人防護具は装着時だけでなく，はずす際に自身を汚染しないことが重要である。個人防護具を取りはずす順番は，

> 手袋 → ゴーグル（またはフェイスシールド） → ガウン → サージカルマスク

が基本である。手袋は最も汚染されている可能性が高いことから最初にはずし，最後に手指衛生を行う。自身が汚染されない確実な方法を身に付けておく必要がある。

❸ リネン

汚染されたリネン類は，ヒトや周辺環境を汚染しないよう慎重に扱い，防水性の袋に入れ，感染性物質として取り扱う。

❹ 医療器具や環境

汚染された医療器具は，ヒトや環境を汚染しないよう注意して取り扱い，再利用する場合は適切な滅菌，消毒を行う。汚染される可能性が高い病棟や病室の高頻度接触面（手すり，ドアノブなど）は，アルコールなどの消毒薬を用いて清掃を行う。

❺ 注射針など鋭利なもの

1本の注射器を複数の患者に使用してはいけない。使用後はリキャップを行わず，鋭利器材専用の廃棄容器に処分する。

Ｂ 感染経路別予防策

標準予防策に加えて病原体が存在（付着）する環境や医療器材または，感染症が疑われる患者に対して，適切に感染経路を遮断することを目的として行われる予防策である。**感染経路別予防策**は，感染患者の病原体がどこから排出され，どのような経路によって体内に侵入するかが問題となる。主な感染経路には，**接触感染**，**飛沫感染**，**空気感染**があり，以下に，それぞれの予防策（表4-1）について述べる。

1. 接触感染予防策

手や皮膚の直接接触または病原体が付着した器具，環境からの間接接触によって生じる感染経路を遮断する対策である。病院感染は接触感染経路によるものが多く，感染経路別予防策のなかで最も重要とされている。

Ⅰ　感染症の予防　　061

表4-1 感染経路別予防策

予防措置	感染のしかたと対応	主な疾患
接触感染予防措置 contact precautions	・ヒトからヒトへの直接伝播 ・手指・器材・食品を介して感染 ・患者は個室管理。場合によっては集団隔離 ・患者をケアするときはガウンと手袋を着用 ・手洗い(手指消毒,石けんと流水)が重要	膿痂疹 多剤耐性菌感染症 (MRSA,MDRP,VRE など) 疥癬・創感染症 流行性角結膜炎
飛沫感染予防措置 droplet precautions	・咳・くしゃみなどの飛沫粒子(5μm以上)から感染 ・汚染水のしぶきなどから感染 ・患者は個室管理。場合によっては集団隔離 ・鼻腔,口腔粘膜,結膜への感染を予防 ・患者のベッド間隔を2m以上とする ・サージカルマスクの着用	インフルエンザ 新型コロナウイルス感染症 風疹・百日咳 流行性耳下腺炎 マイコプラズマ肺炎 レジオネラ症
空気感染予防措置 airborne precautions (エアロゾル感染)	・咳・くしゃみなどの飛沫核(5μm未満)から感染 ・空中を浮遊し伝播 ・特殊な空調と換気が要求される。部屋の空調(陰圧) ・医療従事者はN95(有効率95%)マスクの着用 ・免疫をもっていない医療従事者は患者をケアしない	結核 麻疹 水痘(帯状疱疹) 新型コロナウイルス感染症 (エアロゾル感染)

2. 飛沫感染予防策

咳,くしゃみ,会話や,吸引などのエアロゾルが発生する処置の際に生じる飛沫による感染経路を遮断する対策である。飛沫は空気中を長く浮遊することはなく,1〜1.5m程

> **Column　咳エチケット**
>
> 　発熱,咽頭痛,咳などの症状があるときは,マスクを着用し,周辺への飛沫,エアロゾルの飛散を防ぐ。また,マスクを着用していないときにやむを得ず,咳,くしゃみが出てしまう場合にはハンカチやティッシュ,衣服などで口と鼻を覆う(飛沫感染経路の遮断)。やむを得ず手で受けてしまった場合は,病原体が付着している可能性が高いので,周囲環境(ドアノブ,手すりなど)に触れる前に直ちに手洗いを行う(接触感染経路の遮断)。

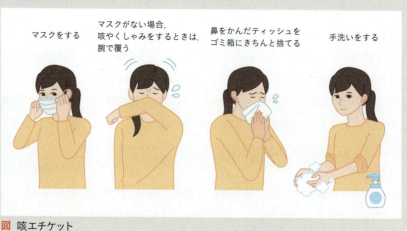

図　咳エチケット

度の範囲に落下することから，感染源との間隔を保ち，処置の際には必ずサージカルマスクを着用する。

　飛沫感染の病原体（インフルエンザウイルス，マイコプラズマなど）による感染症の流行期にはマスクの着用に加え，飛沫や病原体が付着した手指などで汚染された器具，環境からの接触感染にも注意が必要である。

3. 空気感染予防策・エアロゾル（マイクロ飛沫）感染予防策

　空気感染の原因となる飛沫核（結核菌，麻疹ウイルス，水痘ウイルスなど）は，病原体が空気中に長く浮遊するため，感染症患者は陰圧に設定されている個室に隔離し，十分な換気を行う。必要に応じて患者はサージカルマスク，患者をケアする医療従事者は N95 マスクを着用し，感染経路を遮断する。

　エアロゾル感染とは，感染者より排出された飛沫から水分が蒸発し，小さな飛沫（マイクロ飛沫）が密閉した空間に漂い，それらを吸い込むことによって感染することである。**新型コロナウイルス感染症**のように飛沫中のウイルス量が非常に多い場合，このようなエアロゾル感染が生じる可能性が高い。エアロゾル感染対策としては感染者がマスクを着用することに加え，換気を十分に行い，密閉した空間をつくらないようにすることである。一般的な換気は 30 分に 1 回以上，数分間窓を全開にして部屋の空気が入れ替わるようにすることである。目安としては 1 人当たり毎時 $30m^3$ の換気量を確保する。

Ⅱ　免疫による予防と治療

Ａ　ワクチン

　感染症の予防のために，予防接種が行われる。特定の感染症に対する免疫を高めるために投与する抗原を**ワクチン**（vaccine）といい，ワクチンを接種することを**予防接種**（vaccination）という。

　現在ワクチンとして主に使われているのは，弱毒化した病原体，不活化した病原体，不活化して毒性をもたない外毒素（トキソイド）である。破傷風，コレラ，ジフテリアのワクチンは，それぞれのトキソイドを無毒化した抗原を接種し，毒素に対する免疫（抗体）を獲得する。不活化した病原体や毒素を使ったワクチンを**不活化ワクチン**という。ウイルスのワクチンの場合には，ウイルスにもよるが抗体だけでなく**キラーT細胞**も誘導できることが望ましい。したがって可能であれば弱毒化したウイルス**生ワクチン**を用いる。生ワクチンは免疫原性が高く，免疫持続期間も長い。しかし，弱毒化したウイルスが変異を起こして，病原性が強くなる危険を伴う。ポリオの経口生ワクチンや，麻疹や風疹のワクチン

Ⅱ　免疫による予防と治療　　063

などは弱毒化ワクチンである。現在使用されているインフルエンザワクチンには，ウイルスそのものではなくHA*部分のみを取り出し，不活化したものが用いられており，**HAワクチン**とよばれている。それでも副作用が出ることや，予防効果が70%程度しかないこと，予防効果が長くは続かないことなど，問題点は多い。しかし，しだいに改良されてきたことや，ハイリスク群では副作用などの問題よりも効果のほうが大きいことから，接種が勧められている。

　また，最近では**DNAワクチン**など，新しい方式のワクチンも開発が進められている。病原微生物の特定の分子について，その遺伝子DNAを作成して筋肉内に注入するものである。病原微生物由来の分子だけでなく，免疫反応を修飾する分子，たとえばインターフェロン-γなどのDNAを使うことも可能である。そのほかにもいろいろな方法が試みられており，T細胞へ抗原を提示する能力の高い樹状細胞に抗原ペプチドとMHC分子の複合体を形成させた後に，生体に投与することも考えられている。

　さらに，新型コロナウイルス感染症のワクチンとして**mRNAワクチン**（第3章-IV-A 図3-15 参照）が開発され多くの人々に接種された。mRNAワクチンは病原体をもとにデザインされたmRNAの遺伝子配列を人工的に合成し，特殊な脂質でコーティングして体内においても安定化させたものを投与することで，特定の病原体に対する抗体産生を促すものである。初期の新型コロナウイルスに対しては90%以上のワクチン効果が認められた。一方，副反応（頭痛，発熱，倦怠感など）の発生頻度も高く，人によってはその度合いも高かった。

　表4-2に日本で接種可能な感染症ワクチンを示した。予防接種で防ぐことができる病気を**VPD**（vaccine preventable diseases）といい，Hib（インフルエンザ菌b型）ワクチン，小児用肺炎球菌ワクチン，HPV（ヒトパピローマウイルス）ワクチン，B型肝炎ワクチン，水痘ワクチン，流行性耳下腺炎ワクチン，新型コロナウイルス感染症ワクチンなどが知られている。

　2016年10月1日からB型肝炎ワクチンが，2020年10月1日からロタウイルスワクチンが定期接種に導入されている。新型コロナウイルスワクチンは2021年2月17日から臨時接種が開始された。

針刺し事故後のB型肝炎予防措置

　針刺し事故後のB型肝炎の予防措置としては，高力価HBs抗体含有免疫グロブリン（HBIG）をできるだけ早く（遅くとも48時間以内に）投与し，特に感染源がHBe抗原陽性のHBVキャリアの血液であった場合は，必ずHBワクチンを併用する。

＊**HA**：インフルエンザHAワクチンとは発育鶏卵尿膜腔内でインフルエンザウイルスを増殖させ，ウイルスをエーテルで分解処理し不活化させたもので，インフルエンザウイルスのHA（ヘマグルチニン）を含んでいることからHAワクチンとよぶ。

表4-2 日本で接種可能なワクチンの種類

分類	ワクチン	接種	疾病分類	対象疾患
生菌ワクチン	BCG ワクチン	定期	A 類	結核
生ウイルスワクチン	麻疹ワクチン	定期	A 類	麻疹
	風疹ワクチン	定期	A 類	風疹
	MR（麻疹・風疹混合）ワクチン	定期	A 類	麻疹・風疹
	流行性耳下腺炎ワクチン	任意	―	流行性耳下腺炎
	水痘ワクチン	定期	A 類	水痘
	水痘ワクチン	任意	―	帯状疱疹
	ロタウイルスワクチン（1 価，5 価）	定期	A 類	ウイルス性胃腸炎
	黄熱ワクチン	任意	―	黄熱
死菌ワクチン	肺炎球菌ワクチン（13価結合型）（小児）	定期	A 類	小児の肺炎球菌感染症
	肺炎球菌ワクチン（23 価莢膜ポリサッカライド）（高齢者）	定期	B 類	高齢者の肺炎球菌感染症
	インフルエンザ菌 b 型ワクチン（Hib）	定期	A 類	小児の Hib 感染症（細菌性髄膜炎，敗血症，肺炎など）
不活化ワクチン	日本脳炎ワクチン	定期	A 類	日本脳炎
	不活化ポリオワクチン（IPV）	定期*	―	急性灰白髄炎（ポリオ） *：定期接種終了後は任意接種
	百日咳・ジフテリア・破傷風・不活化ポリオ混合ワクチン（DPT-IPV）	定期	A 類	百日咳・ジフテリア・破傷風・ポリオの 4 種混合
	沈降精製百日咳ジフテリア破傷風不活化ポリオヘモフィルス b 型混合ワクチン	定期	A 類	百日咳・ジフテリア・破傷風・ポリオ・Hib の 5 種混合
	百日咳・ジフテリア・破傷風混合ワクチン（DPT）	定期	―	百日咳・ジフテリア・破傷風の 3 種混合
	インフルエンザワクチン	任意	B 類*	インフルエンザ *：高齢者が対象
	B 型肝炎ワクチン	定期	A 類	B 型肝炎
	A 型肝炎ワクチン	任意	―	A 型肝炎
	ヒトパピローマウイルスワクチン（HPV　2 価，4 価，9 価，13 価）	定期	A 類*	HPV 感染症（子宮頸がん） *：女性が対象
	狂犬病ワクチン	任意	―	狂犬病
トキソイド	髄膜炎菌ワクチン	任意	―	髄膜炎
	破傷風トキソイド	任意	―	破傷風
	ジフテリアトキソイド・破傷風トキソイド（DT）	定期	―	ジフテリア
mRNA ワクチン・ウイルスベクターワクチン	新型コロナウイルスワクチン	臨時	―	新型コロナウイルス感染症

B 予防接種

1. 定期予防接種

　定期予防接種の対象疾患は，**A 類疾病**と **B 類疾病**に区分されている（表4-2）。A 類疾病は主に集団予防，重篤な疾患の予防に重点を置いている。国の積極的な勧奨があり，本人

Ⅱ　免疫による予防と治療　　065

(保護者)に努力義務がある。B類疾病は主に個人予防に重点を置き，本人（保護者）の努力義務や国の積極的な勧奨もない。

2. 任意接種

定期接種以外にも，様々な状況に応じてワクチンを接種することができる。これは**任意接種**とよばれ，流行を防ぐために行政が接種を推奨している場合もある。

3. 予防接種スケジュール

2020年10月1日から，異なるワクチンの接種間隔について，注射生ワクチンどうしを接種する場合は27日以上空ける制限は維持しつつ，そのほかのワクチンの組み合わせについては，一律の日数制限は設けないことになった（巻末付録参照）。

III 滅菌と消毒

滅菌および消毒は，医療関連感染における感染経路の遮断策として行われる。滅菌，高水準・中水準・低水準消毒に分類され，対象微生物への効果が示されている（表4-3）。患者に使用する医療器具は，その目的により滅菌または消毒のレベルが決定する。

なお，滅菌と消毒を学習する際には，対象微生物の性質の理解が必須である。特に有芽胞細菌とエンベロープ保有・非保有ウイルスの性質を各論において理解する。

滅菌と滅菌法

1. 滅菌

滅菌（sterilization）とは，「対象物に含まれているすべての微生物を死滅させるか，完全に除去すること」をいい，芽胞を含むすべての微生物を殺滅し，原則無菌の状態にすることである。対象滅菌物に微生物が存在する確率を示す指標として，無菌性保証レベル（sterility assurance level：SAL）」を用い，10^{-6}以下，すなわち滅菌作業後，被滅菌物に微生物が生き残る確率が1/100万以下であることで無菌性を保証する。

表4-3 CDCガイドラインによる消毒水準の分類

滅菌	芽胞を含むすべての微生物を殺滅する
高水準消毒	大量の芽胞が存在する場合を除き，すべての微生物を殺滅する
中水準消毒	芽胞以外のすべての微生物を殺滅するが，なかには殺芽胞性を示すものがある
低水準消毒	結核菌などの抵抗性を有する菌および消毒薬に抵抗性を有する一部の菌以外の微生物を殺滅

殺菌は菌を殺滅することであるが，特定の微生物を対象とする意味があり，完全な殺菌や除菌は滅菌と同等を意味する。

2. 滅菌法

滅菌法には，加熱滅菌（高圧蒸気滅菌，乾熱滅菌など），ガス滅菌（酸化エチレンガス滅菌），過酸化水素プラズマ滅菌，放射線滅菌，濾過滅菌（除菌）などがある。

1 加熱滅菌

微生物の主な構成成分はたんぱくである。そのため，一定以上の高温にすると，たんぱく変性を起こし，微生物は死滅する。また，湿潤状態で加熱するのと乾燥状態で加熱するのとでは，その効果は異なり，水分があると低い温度でもたんぱく変性が起こる。

❶高圧蒸気滅菌

高圧蒸気滅菌は，湿熱状態で滅菌する方法で，**高圧蒸気滅菌装置**（**オートクレーブ**：大型の圧力鍋様の装置）を用いて，**121℃**で**15分間以上**処理する（図4-1）。医療器材，リネン類，金属類，液体試薬，実験器具などが対象である。耐熱性製品であれば第1選択の滅菌法である。ただし，耐水性でないものには使用できない。

装置内に水を入れ，加温と2気圧に加圧することで温度を100℃以上にし，大気圧における水の沸点である100℃に抵抗する芽胞も殺滅する。

❷乾熱滅菌

乾熱滅菌は，乾燥状態で滅菌する方法で，**乾熱滅菌装置**（ドライオーブン：オーブンレンジ

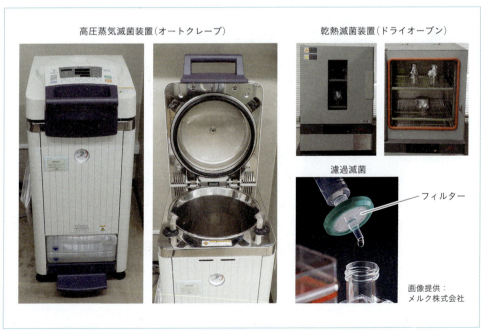

図4-1 高圧蒸気滅菌装置（オートクレーブ）と乾熱滅菌装置（ドライオーブン），濾過滅菌

様の装置）を用い，**180℃で15分間以上**（または160℃，45分間以上）処理する（**図4-1**）。ガラス器具，金属器具などの耐熱性の器具などが対象である。

2 ガス滅菌

❶酸化エチレンガス（EOG）滅菌

酸化エチレンガス（EOG）を用いて微生物を殺滅する方法である。微生物を構成するたんぱく質のアルキル化によるもので，殺菌力は強く浸透性が高い。対象物を入れた専用袋にEOGを充満させ，密閉状態で一定時間静置する。加熱滅菌が困難なプラスチック製品などに利用できる。EOGは人体毒性が強いため，滅菌作業者のガスの曝露を避けることと使用前に残留ガスのエアレーションが必要である。労働安全衛生法に基づく作業環境評価基準として，EOG濃度は1ppm以下とすることが定められている。

3 過酸化水素プラズマ滅菌

高真空下で過酸化水素を用い，高周波放電によりプラズマを発生させ，それにより活性化されたフリーラジカルの作用により滅菌する。熱に弱い医療器材の滅菌に適する。ガスの最終生成物は水と酸素であるため，残留毒性がないのが特徴であるが，浸透性が劣り，ガーゼ，布，紙などには使用できない。ナイロンなどの合成繊維は変色する可能性がある。金属製品を劣化させる点でも注意が必要である。

4 放射線滅菌

γ線，電子加速器から発生する電子線，または制御放射線であるX線を照射することによって微生物の核酸に損傷を与え殺滅する方法である。浸透性が優れているため，包装したまま滅菌できる特徴をもつ。熱に弱いプラスチック製品やゴム製品など医療器材に用いられ，市販の各種ディスポーザブル製品（注射器，カテーテル類，チューブなど）の製造において利用される。材質の変質・劣化が起こらないものに限定される。

5 濾過滅菌（除菌）

加熱滅菌が適さない液体や気体を対象とし，微生物よりも小さいポアサイズ（孔径）のフィルターを通過させ微生物を取り除く除菌法である。ニトロセルロースやアセトセルロース，メンブランフィルターなどを用いた濾過装置が用いられている（**図4-1**）。フィルターの孔径は**0.22 μm**または**0.45 μm**が用途に応じて利用されるが，これらより小さいマイコプラズマやウイルスなどの微生物は通過するため，厳密な滅菌法ではない。クリーンルームなどに使用する空気の除菌には，**HEPAフィルター**を使用する。

B 消毒と消毒法

1. 消毒

　消毒（disinfection）とは，日本薬局方による定義では「生存する微生物の数を減らすために用いられる処理法で，必ずしも微生物をすべて滅菌したり除去するものではない」とある [1]。すなわち，ヒトに対して有害な微生物または目的とする対象微生物のみを殺滅することにより，感染の原因となる微生物の数を減らし，感染の危険性をなくすことである。

2. 消毒法

　消毒法には，物理的方法と薬品などを用いる化学的方法がある。前者は加熱消毒（熱水消毒，煮沸消毒）、紫外線殺菌などにより行う方法であり，後者は消毒薬を用いる方法である。

　各消毒法の特性と，対象（医療器具，医療環境，生体），生体への毒性，対象微生物の性質などを考慮し選択する。

1 ┃ 加熱消毒

❶熱水消毒

　熱水や蒸気を用いて 65 〜 100℃の温度で処理する。微生物は水分が存在する条件下では，70℃以上でたんぱくの変性により速やかに死滅するが，芽胞は抵抗し殺滅されない。医療器具やリネン類が対象となり，リネン類の消毒は，80℃で 10 分間以上の処理を行う。洗浄，消毒，乾燥を行う自動熱水消毒器（ベッドパンウォッシャー，ウォッシャーディスインフェクター，熱水洗濯機，食器洗浄機など）が利用されている。

❷煮沸消毒

　沸騰水中に入れ 15 分間以上処理する。熱水消毒と同様に，芽胞は熱抵抗性があり殺滅されない。

2 ┃ 紫外線殺菌

　紫外線（220 〜 280nm）は微生物の核酸に損傷を与え死滅させる。直接照射される物体の表面の殺菌が可能であり，陰の部分には効果がない。生体の眼や皮膚に対して有害で，保護が必要である。近年では，生体に有害な波長を除いたり，生体への透過性が低い波長の紫外線を応用した，比較的安全な照射装置が開発されている。

3 ┃ 消毒薬

　消毒薬は，生体，医療環境，医療器具における微生物数を減少させるために用いる化学薬品である。消毒薬には抗微生物スペクトルがあり，効果が認められる組み合わせで使用

Ⅲ　滅菌と消毒　　069

する。また，消毒薬によっては医療器具などに影響を与えたり，人体へ害を及ぼすものもあることから，使用目的に適したものを選択する（表4-4）。

消毒薬が微生物に効果を示すためには，適切な**作用温度**で，一定の**接触時間（作用時間）**が必要であり，対象に合わせた適切な**濃度（作用濃度）**で使用する。また，血液などの有機物の混入により消毒薬の効果が減弱するため，対象の器具をあらかじめ洗浄後に消毒薬を使用すること，対象器具の構造が複雑な場合は十分な効果が得られないことを理解し使用する。消毒薬によっては，保管条件により効果が減弱することがあること，臭気や着色，生体毒性があること，消毒薬中に生息する微生物が存在すること，廃棄により環境に影響があることも理解しておく必要がある。

表4-4 消毒薬の抗微生物スペクトルと適用対象

水準	消毒薬	適応微生物									消毒対象物	使用における留意点など
		一般細菌	MRSA 緑膿菌	結核菌	芽胞	真菌	ウイルス		HBV	HIV		
							エンベロープ					
							あり	なし				
高	グルタルアルデヒド	○	○	○	○	○	○	○	○	○	内視鏡，器具（金属・非金属）	ヒトへの毒性が高い
	フタラール	○	○	○	△	○	○	○	○	○		ヒトへの毒性が高い
	過酢酸	○	○	○	○	○	○	○	○	○		ヒトへの毒性が高い 金属腐食性がある
中	次亜塩素酸ナトリウム	○	○	△	△	○	○	○	○	○	環境，非金属器具，排泄物汚染	金属腐食性がある 塩素ガスによる粘膜刺激性，漂白作用
	ポビドンヨード	○	○	○	×	○	○	○	×	○	手指・皮膚，粘膜	有機物により失活する 創部（膿）での効果は減弱する 着色性がある
	消毒用エタノール イソプロパノール	○	○	○	×	○	○	△	×	○	手指・皮膚，環境，器具（金属・非金属）	引火性，揮発性がある 粘膜および損傷皮膚には使用不可
低	塩化ベンザルコニウム（逆性石けん）	○	△	×	×	△	△	×	×	×	手指・皮膚，環境，器具（金属・非金属）	普通の石けん（陰性石けん）と混ぜると効果が減弱する 有機物により効果が減弱する エタノールとの混合により速乾性手指消毒薬として用いられる
	グルコン酸クロルヘキシジン	○	△	×	×	△	△	×	×	×		エタノールとの混合により速乾性手指消毒薬として用いられる
	塩酸アルキルジアミノエチルグリシン（両性界面活性剤）	○	△	△	×	△	△	×	×	×		

○：有効，△：十分な効果が得られないことがある，×：無効

070　第4章　感染予防と感染制御

表4-5 スポゥルディング分類（清潔要求度）

	清潔度		
	クリティカル	**セミクリティカル**	**ノンクリティカル**
器材の分類	無菌の組織 または血管内に使用する もの	正常粘膜または創のある 皮膚に接触するもの	創のない正常皮膚に接触する もの
例	人工臓器 手術用機器 針	軟性内視鏡 咽頭鏡	環境表面 血圧計 便器
スポゥルディングの処理分類	滅菌 または 化学薬品（高水準消毒薬の 長時間処理）	高水準消毒	低水準消毒 または 洗浄

C 医療器具・器材の滅菌と消毒

滅菌と消毒は，医療器具・器材をどのような用途で使用するかを基準に決定する。どのような患者に使用した器具だからどのような滅菌・消毒法を選ぶべきか，ではない。

体内の無菌的な部位に使用する器具の場合（クリティカル器具），滅菌，または滅菌と同等の効果を得るために高水準消毒薬の長時間処理を行う。粘膜または正常ではない皮膚に使用する器具（セミクリティカル器具）の場合は，高水準消毒を使用し，粘膜とは接触しない正常皮膚に使用する器具（ノンクリティカル器具）の場合は，低水準消毒または洗浄を行う。このような清潔要求度による消毒分類を**スポゥルディング（Spaulding）分類**という（表4-5）。

使用した器具・器材に血液などの体液が付着していた場合，十分な消毒効果が得られないことがあるので，あらかじめ洗浄などの物理的な除去が必要になる。

D 患者区域とその周囲環境の消毒

病室の環境において，病原体が付着している可能性がある場所は，手すり，ドアノブ，ベッド柵，スイッチ類などの，手指の**高頻度接触面**である。患者や医療スタッフの手指が触れる頻度が高く，病原体が付着する機会が多い場所である。これらの場所を定期的に低水準消毒薬による消毒または清拭により病原体の数を減らすことにより，病原体が患者に伝播する経路を遮断する。

これらに対し，床などの水平表面，および壁，ブラインド，カーテンなどの垂直表面は，手指が接触する頻度が低いため（手指の低頻度接触面），病原体が付着する機会が少なく，手指が触れることによる病原体伝播の機会も少ない。そのため，定期的な清掃，目に見える明らかな汚れがある場合，患者退室時の清掃を行う。血液などの体液による汚染がある場合は，汚染局所の除去と清拭，消毒を基本とする。

環境に対する消毒薬の使用には注意が必要である。患者や医療従事者の生体に強い毒性

Ⅲ　滅菌と消毒　071

を示す消毒薬を用いてはならない。消毒用エタノールや次亜塩素酸ナトリウムによる広範囲の環境消毒は，消毒薬の揮発やアルコールの引火の危険を伴うため推奨されない。消毒用エタノールによる器材の材質の劣化や次亜塩素酸ナトリウムによる金属腐食性や漂白作用などを考慮する必要がある。病室環境全体のむやみな消毒は「無駄な対策」であり，消毒薬は少なからず人体にも悪影響を及ぼすので，すべきではない危険な行為である。特に消毒薬の噴霧などは行ってはならない。

Ⓔ 生体の消毒

1. 手指衛生

病院感染の主な感染経路は，手指を介した接触感染である。手指衛生は患者への病原体の伝播による感染を防ぐ感染経路の遮断策であり，また医療従事者が感染しないために最も基本となる感染対策である。

1 日常的手洗い

石けんと流水による日常的手洗いは，目に見える汚れと手指に付いた通過菌を洗い流すことを目的としている。十分に泡立てて手をこすり合わせることで，ほとんどの病原体を物理的に除去できる。

2 衛生的手洗いと手指消毒

医療現場では，易感染宿主である患者に病原体を伝播させないよう，衛生的手洗いによる手指消毒が必要である。手指消毒にはアルコールを含有する擦式消毒薬を用いる**ラビング法**と，消毒効果のある石けんなどを用いて泡立てて流水で洗浄する**スクラブ法**がある（図4-2）。病棟などではラビング法で行うことが一般的であるが，アルコールは有芽胞細菌（セレウス菌，ディフィシル菌）（図4-3），エンベロープ非保有ウイルス（ノロウイルスなど）に対し効果が低いため，これらの病原体による感染症発生時にはスクラブ法にて行う必要がある。

目に見える汚れは消毒効果を減弱させるため，石けんと流水による手洗いが必要である。手洗い，手指消毒を行ううえで，時計，指輪，ネイル（長い爪）などは，汚れや水分がたまり，微生物除去の妨げになる。手荒れなども細菌が増殖しやすい環境になるので，保湿剤などによる日常的な管理が大切である。

❶ラビング法

アルコール含有擦式消毒薬を用いる手指消毒法である。消毒薬を適量（約3mL）手のひらに取り，乾燥するまで手指全体にまんべんなくよく擦り込む。擦り込み残しの多い指先，爪，指間，親指の付け根などは特に注意する。成分がアルコールと低水準消毒薬なので，芽胞には効果がなく残存する場合がある。

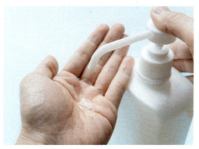
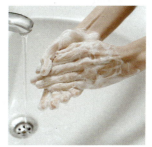

図4-2 ラビング法とスクラブ法

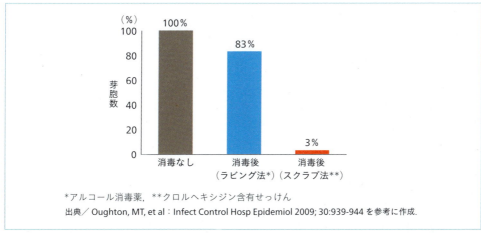

図4-3 有芽胞菌（ディフィシル菌）に対する手指消毒の効果

❷スクラブ法

　消毒薬と流水で行う手指消毒法である。消毒薬に界面活性剤が含まれているので，液体石けんと同じ要領でよく泡立てて手洗いする。ラビング法と同じく洗い残しが多い部位に注意する。泡立てることによって，芽胞を含む病原体を洗い流すことができる。

　医療従事者においては，世界保健機関（WHO）より手指衛生が必要な5つのタイミングが示されている（図4-4）。患者へ病原体を伝播させないためには，患者に触れる前の手指衛生が最も重要であるが，実際は，患者に触れた後の手指衛生実施率が最も高いという報告が認められることから注意が必要である。

　一般的にヒトの鼻腔における黄色ブドウ球菌の保菌例は約30％に認められ，抗菌薬耐性菌の**メチシリン耐性黄色ブドウ球菌**（**MRSA**）を保菌する場合もあり，手指にも同菌が付着する。医療従事者の手指衛生が不十分な場合，手指に付着した医療従事者由来の**MRSA**が患者へ伝播する可能性があるため，患者に触れる前の手指衛生は必須である。

Ⅲ　滅菌と消毒　073

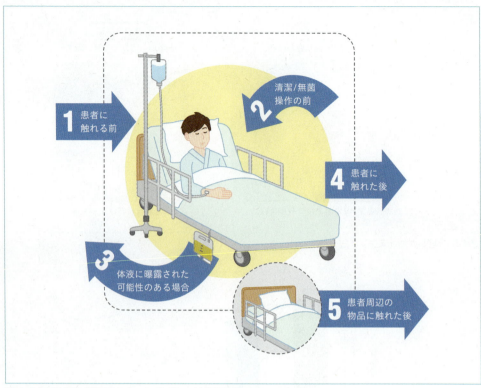

図4-4 手指衛生が必要な5つのタイミング（WHO）

2. そのほかの消毒

1 注射部位・カテーテル挿入部位の消毒

　刺入部の皮膚常在菌を除去する目的で，消毒用アルコールを含んだカット綿などを用いて軽くこすり消毒する。カテーテル挿入部位はポビドンヨードやクロルヘキシジン含有の消毒用アルコール綿などで消毒する。消毒後，当該部位を乾燥させて針を刺入する。ポビドンヨードは速効的ではなく，殺滅するには数分を要するため，塗布後乾燥まで十分に時間を取る必要がある。

2 創傷部の消毒・洗浄

　原則，消毒薬は使わずに，滅菌生理食塩水や水道水で洗浄を行う。消毒薬は創部の自然治癒力に悪影響を及ぼし，治癒を遅らせる。また，微生物に加え生体の細胞に損傷を与え毒性を示す可能性があるため創部への直接的な使用は避ける。

3 吐しゃ物，排泄物の処理

　病院，在宅，介護施設などの環境における突発的な嘔吐の際は，ノロウイルス感染など

のウイルス性胃腸炎を想定し，吐しゃ物の処理をする。処理をする医療従事者および，ほかの患者や利用者および医療従事者への病原体伝播の遮断を考慮し適切に処理をする。

IV バイオハザードとバイオセーフティ

A バイオハザード

バイオハザード（biohazard）とは，病原微生物がヒトや動物に与える危険や障害である。医療関連施設においては医療行為によって患者の血液，体液やそれらが付着した感染性物質や排泄物を処理したものなどの感染性廃棄物が多く排出される。これらの廃棄物はその種類に応じて適切に分別，梱包して処理し，漏えい，飛散による事故を防ぐ必要がある。血液，体液，排泄物など液体や泥状の廃棄物は，赤色のバイオハザードマークが付いた容器に，血液や体液が付着したガーゼ，手袋などの固形状の廃棄物はオレンジ色のバイオハザードマークが付いた容器に，注射針，ガラスなどの鋭利な廃棄物は黄色のバイオハザードマークが付いた耐貫通性の容器に分別する（図4-5）。

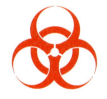
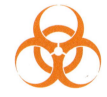
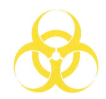

液状または泥状のもの（血液など）　　固形状のもの（血液が付着したガーゼなど）　　鋭利なもの（注射針など）や分別排出が困難なもの

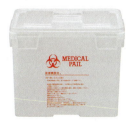
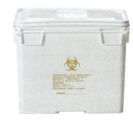
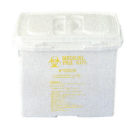

画像提供：三甲株式会社

図4-5 バイオハザードマークと廃棄物の分別

B バイオセーフティ

　バイオセーフティ（biosafety）とは，医療関連施設における検査室や研究施設，教育機関における実験施設などで取り扱う病原微生物の危険度分類で，WHOの指針に基づき各国で病原体の危険性に応じて4段階のリスクグループが定められ，それに応じた取り扱いレベル（**バイオセーフティレベル**）が定められている。病原体を扱う際に，病原体による危険を防止する適切な対策のための基準である。バイオセーフティレベル（BSL）は1（低）〜4（高）に分類され，各レベルの施設基準と取り扱い可能な病原体が定められている（図4-6）。病原体における危険度（BSL）分類は，地域による環境（感染リスク，免疫力，予防策の有無など）に左右されるため，国によって独自に作成される。日本においては，日本細菌学会，国立感染症研究所により示されている。実験室のBSLは，安全の確保のために，高濃度エアロゾルが発生する実験の場合は一段階上のレベルを適用するため，病原体の危険度分類基準とは必ずしも一致しない。

　病院内に設置されている微生物検査室のほとんどはBSL2に該当する。重篤な感染症を起こす炭疽菌，結核菌，ペスト菌，ヒト免疫不全ウイルス（HIV），SARSコロナウイルスなどはBSL3病原体に分類されている。有効な治療法がなく，特に致死率が高い疾患の病原体はBSL4病原体に分類され，自然界では根絶されたがバイオテロリズムへの使用が懸念されている天然痘（痘そう）ウイルスや，日本ではまれな出血熱などの致死率が高い感染症の原因病原体もBSL4病原体である。BSL4病原体を安全に取り扱い，有効な予防法や治療法を開発するためには，高度かつ適切な封じ込めの安全機能を備えたBSL4施設と人材育成が必要である（図4-7）。世界で40施設以上設置され，日本では3施設の稼働と有効利用が検討されている。

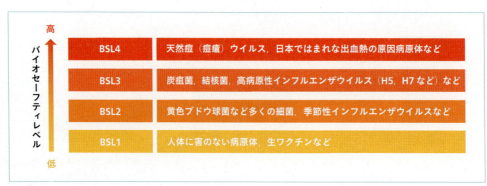

図4-6　病原体のバイオセーフティレベル

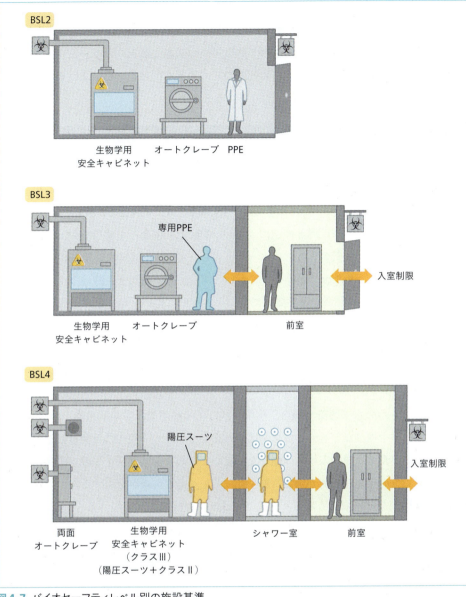

図4-7 バイオセーフティレベル別の施設基準

V 医療関連感染とその対策

感染予防の3要素は，

❶病原体を排除・殺滅すること
❷感染経路を遮断すること
❸感受性のある宿主を正常化させること

である。病院感染や高齢者介護施設内感染のほか，在宅医療など場所を限定せず，医療に

関連して起こった感染を**医療関連感染**（healthcare associated infection；HAI）という。医療関連感染では、「病原体を持ち込まないこと」「病原体を持ち出さないこと」「病原体を広げないこと」が重要で、感染経路の遮断が感染対策の基本である。

そのためには、**標準予防策**である感染管理のための基本的措置の徹底と、**感染経路別予防策**（transmission-based precautions）が重要である。

 病院感染

病院には高齢者や免疫力が低下した患者が多く入院していることから、感染が起こりやすい環境である。また、入院している感染症患者の病原体は、**抗菌薬耐性菌であることが多い**。入院患者や外来患者が、原疾患とは別に、新たに病院内で罹患した感染症や、医療従事者が患者との接触あるいは針刺しなどによって罹患した感染症を含めて、**病院感染**（hospital infection, nosocomial infection）という。しかし、病院感染の厳密な定義はなく、一般的には入院後48時間以降に発症した感染症で、個々の症例について臨床症状、患者背景、検査成績などから感染症専門医などにより総合的に判断する必要がある。

このような医療関連感染を防ぐために、各種予防策が講じられている。

1. 感染経路

ヒトからヒトへの水平感染の場合、感染経路は①接触感染、②空気感染、③飛沫感染、および医療器材や用具などを介しての間接接触感染となる。病院内には免疫機能が低下した易感染宿主が多く、健常人には問題とならないようなヒト常在菌や環境由来菌などの弱毒菌によっても感染することがある（表4-6）。また、患者自身が保有する菌による内因性感染や菌交代症などの場合もある。病院内では多くの抗菌薬が使用され、抗菌薬耐性菌、特に多剤耐性菌が問題になることがある。

2. 感染対策

病院感染を防止するために、病院内には**院内感染対策委員会**が設置され、**インフェクションコントロール・ドクター**（感染制御医師；ICD）、**感染管理看護師**（ICN）、**感染制御専門薬剤師**（ICPS）、

表4-6 病院感染の主な原因微生物

分類	主な原因微生物
細菌	MRSA、ESBL産生腸内細菌、CRE、VRE、MDRP、MDRA、セラチア菌、レジオネラ菌、ディフィシル菌、結核菌など
真菌	カンジダ、アスペルギルス、ムーコルなど
ウイルス	インフルエンザウイルス、新型コロナウイルス、ノロウイルス、肝炎ウイルス（B型、C型）、水痘・帯状疱疹ウイルス、麻疹ウイルス、アデノウイルスなど
その他	疥癬虫

MRSA：メチシリン耐性黄色ブドウ球菌、ESBL：基質特異性拡張型βラクタマーゼ、CRE：カルバペネム耐性腸内細菌目細菌、VRE：バンコマイシン耐性腸球菌、MDRP：多剤耐性緑膿菌、MDRA：多剤耐性アシネトバクター

感染制御認定臨床微生物検査技師（ICMT）などのメンバーにより，**インフェクション コントロール・チーム**（感染制御チーム：ICT）として活動している。また，病棟には感染症専門のリンクナースを配置し，現場での感染症の状況把握，アウトブレイク発生時の対応を担っている。

感染経路の遮断を徹底するためには，効果のある消毒薬を適正に使用し，病原体の伝播を防ぐことや，病原体そのものを封じ込めることが重要である。**標準予防策**として，患者の血液，体液，分泌物，排泄物などは，感染する危険性が大きいため，必ず手袋を着用して取り扱う。適宜，マスク，ゴーグル，エプロンを着用し，作業ごとの手指消毒が必須である。環境を整備し，病棟，病室を清潔にすることも重要である。

B 高齢者施設感染

高齢者介護施設は，感染症に対する抵抗力が弱い高齢者が集団で生活する場所である。そのため，感染が広がりやすい環境であるといえる。基本的には病院における感染対策と同じであるが，看護や介護の多職種職員共通認識のもと標準予防策を徹底する。また，高齢者施設入所者それぞれの感染リスクと，集団生活による感染拡大リスクを考慮した対策が必要となる。加えて，施設に出入りするすべての人々に感染対策を周知徹底する。

感染自体を完全に防ぐことができないものの，感染を最小限にすることが求められる。

1. 感染経路

感染経路として，施設における感染症の多くは，施設の外から病原体が持ち込まれて発生する。そのため，来訪者や職員への対策が重要である。

2. 感染対策

感染対策は，病院感染対策と基本的には同じである。施設内感染の原因微生物は，病院内感染の原因微生物とはやや異なり，インフルエンザウイルス，新型コロナウイルス，疥癬虫，ノロウイルスなど（感染性胃腸炎）が主となるが（表4-7），対策は何ら変わらない。

日常の衛生管理として，①環境の整備，②排泄物・吐しゃ物の処理，③血液・体液の処理を徹底する。必ず手袋を着用し，手袋をはずした後は手洗いをする。

表4-7 高齢者介護施設感染の主な原因微生物

分類	主な原因微生物
細菌	レジオネラ菌，ディフィシル菌，腸球菌，腸管出血性大腸菌，セラチア菌，肺炎球菌，黄色ブドウ球菌，緑膿菌，結核菌など
真菌	カンジダ，クリプトコッカス，トリコフィトン（白癬菌）など
ウイルス	インフルエンザウイルス，新型コロナウイルス，ノロウイルス，アデノウイルス，水痘・帯状疱疹ウイルスなど
その他	疥癬虫

V　医療関連感染とその対策　079

C 在宅（訪問看護）感染

　在宅療養者の感染リスクは，障がいや疾患，年齢など様々である。また，医療施設ではないことから制限も多く，感染予防対策において難しい点も多い。在宅では往診，訪問看護・介護など医療の専門職に限らず在宅療養者にかかわるため，共通の感染予防策を施すことが困難なことが多い。したがって，医療専門職が中心となり，在宅療養者の特徴を踏まえた感染リスクに合わせて，限られた環境および資源のもと実施可能な感染対策を講じる必要がある。また，在宅療養者にかかわる職員は，1日に複数の療養者宅を訪問することもあり，感染源の持ち込みや，持ち出しのリスクがあることも認識しておく必要がある。

文献
1）日本薬局方解説書編集委員会編：第十六改正日本薬局方解説書，廣川書店，2011

第 **5** 章

感染症と法律

この章では

● 感染症に関わる法律を学ぶ。
● 感染症法における類型と病原体の位置づけを理解する。

I 感染症法

　感染症法，正式名称「感染症の予防及び感染症の患者に対する医療に関する法律」は，感染症の予防および感染症の患者に対する医療に関し必要な措置を定めることにより，感染症の発生の予防とまん延の防止を図り，公衆衛生の向上および増進を図ることを目的として制定された，日本の法律である。

　過去の感染症関連の法律である「伝染病予防法」，「性病予防法」，「後天性免疫不全症候群の予防に関する法律」を統合，廃止し，新しい病原体の発見に伴う**新興感染症**や，過去からの感染症の再興（**再興感染症**），国境を超える人の移動に伴う**輸入感染症**などへ対応するため平成 10（1998）年に制定，平成 11（1999）年 4 月 1 日に施行され，平成 19（2007）年には「結核予防法」が統合された。感染症を取り巻く社会的環境に対応するために，バイオテロ対策，重症急性呼吸器症候群（SARS）などの新興感染症，新型インフルエンザ等感染症，薬剤耐性菌感染症を考慮した改正が行われている。

A 感染症の類型

1. 感染症法による分類

　感染症法では，病原体の感染力，罹患した場合の重篤性，社会への影響と危険性から，感染症を一類から五類に分類される（図 5-1）。

❶ **一類感染症**

　感染力，罹患した場合の重篤性などに基づく総合的な観点からみた危険性が極めて高い感染症であり，日本ではほとんど見られない。

❷ **二類感染症**

　一類感染症に次いで危険性が高い感染症である。

❸ **三類感染症**

　コレラ，細菌性赤痢などの食中毒に関連する。一類，二類に比べ危険性は高くない。特定の職業への就業によって感染症の集団発生を起こし得る。

❹ **四類感染症**

　動物またはその死体，飲食物等を介してヒトに感染する感染症である。

❺ **五類感染症**

　国が感染症発生動向調査（**感染症サーベイランス**）を行い，その結果などに基づいて必要な情報を一般国民や医療関係者に提供・公開していくことによって，発生・拡大を防止すべき感染症で，性感染症，薬剤耐性菌感染症（MRSA 感染症，薬剤耐性緑膿菌感染症，カルバペネム耐性腸内細菌目細菌感染症，ほか）もここに含まれる。

2. 指定感染症と新感染症

感染症法に位置づけられていない既知の感染症（一〜三類および新型インフルエンザ等感染症を除く）においても，感染症法上の規定を準用しなければ国民の生命および健康に重大な影響を与えるおそれのある場合は，政令で**指定感染症**と定める．ヒトからヒトへ感染し，既知の感染症と症状が明らかに異なり，その伝染力および罹患した場合の重篤度から判断した危険性が極めて高い感染症を**新感染症**として対応する．

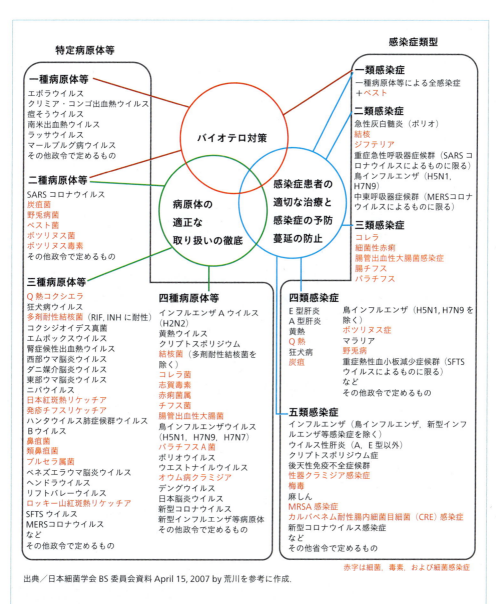

図5-1 感染症法における感染症の類型と特定病原体等

B 届け出

感染症法に基づいて，医師が対象の感染症を診断した際に最寄りの保健所を通じ都道府県知事に届け出を行う。国として感染症の発生や流行を探知し，まん延を防ぐための対策や，医療従事者・国民への情報提供に役立てることを目的に，届け出が規定されている。

一〜四類感染症と一部の五類感染症は，すべての医師が，すべての患者の発生について届け出を行う**全数把握**であり，診断後直ちに届け出をする。

五類感染症の一部は定点として指定された医療機関が，対象の感染症の発生状況を指定の期間（週または月）ごとにとりまとめて，保健所に届け出を行う（**定点把握**）。

C 予防措置

感染症法に基づき，感染拡大を防ぐために，厚生労働大臣および都道府県知事が，法律で決められた感染症区分の患者および無症状病原体保有者に対して，検体の提出を求めたり，交通の制限（通行制限など），一定の職業の就業制限，健康診断の実施，入院，汚染された場所や疑われる場所の消毒などの措置を取ることができる。

D 入院措置

感染症法に基づき，都道府県知事は，感染症のまん延を防止するため必要があると認めるときは患者，疑似症例，無症状病原体保有者に感染症指定医療機関への入院勧告を行うことができる。勧告に際しては，患者またはその保護者に対し適切な説明を行い，理解を得るよう努めなければならない。一類・二類感染症，新感染症および新型インフルエンザ等感染症が対象となる。

入院診療を担当する感染症医療機関が指定されており，令和5（2023）年4月1日時点では，特定感染症指定医療機関が4医療機関（10床），第一種感染症指定医療機関が56医療機関（106床）であり，その他に第二種感染症指定医療機関，結核指定医療機関が指定されている。

E 特定病原体等

生物テロに使用されるおそれのある病原体等や，国民の生命および健康に影響を与えるおそれがある感染症の病原体等の管理の強化のため，**一種病原体等**から四種病原体等までを特定し，その分類に応じて，所持や輸入の禁止，許可，届け出，基準の遵守などの規制が設けられている。病原体そのものに加え毒素を含む（**図5-1**）。

これらの病原体等の受け入れに際しては，事前の許可や届出が必要になる場合がある。一〜四種病原体等所持者法律上の義務・および法律に違反した場合の罰則・等が定められている。

❶一種病原体等

国民の生命および健康に極めて重大な影響を与えるおそれがある病原体等であり，その所持，輸入，譲り渡しなどが原則的に禁止されている。

❷二種病原体等

国民の生命および健康に重大な影響を与えるおそれがある病原体等で，その所持や輸入に際しては厚生労働大臣の許可を得る。

❸三種病原体等

国民の生命および健康に影響を与えるおそれがある病原体等で，所持および輸入に際しては厚生労働大臣への届け出を行う。

❹四種病原体等

所持や輸入に許可や届け出の義務はないが，保管や使用施設を基準に適合するように維持し，特定病原体等による感染症の発生の予防およびまん延の防止に必要な措置を講じる。

Ⅱ そのほかの法律

Ⓐ 検疫法

国内に常在しない感染症の病原体が船舶または航空機を介して国内に侵入することを防止するとともに，船舶または航空機に関してその他の感染症の予防に必要な措置を講ずることを目的とする。感染症法で規定される一類感染症，新型インフルエンザ等感染症，政令で定める感染症が**検疫感染症**として対象となる。感染症患者の感染症医療機関における隔離，入院，停留措置が規定されている。

Ⓑ 学校保健安全法

学校における児童生徒などおよび職員の健康の保持増進を図り，学校における教育活動が安全な環境において実施され，児童生徒等の安全の確保が図られ，学校教育の円滑な実施とその成果の確保を目的とする。学校において予防すべき感染症として，第一種から第三種の**学校感染症**（**学校において予防すべき感染症**）を定め，罹患した学生などの出席停止と，期間を定め予防対策を行う（**表 5-1**）。感染症予防上必要があるときは臨時に，学校閉鎖，学年（学級）閉鎖を行う。

表5-1 学校感染症出席停止の基準

分類	病名	出席停止の基準
第一種	エボラ出血熱，クリミア・コンゴ出血熱，痘そう，南米出血熱，ペスト，マールブルグ病，ラッサ熱，急性灰白髄炎，ジフテリア，重症急性呼吸器症候群，中東呼吸器症候群，特定鳥インフルエンザ H5N1，H7N9（2023［令和5］年5月現在）	治癒するまで
第二種	インフルエンザ	発症後5日，かつ，解熱後2日（幼児3日）が経過するまで
	百日咳	特有の咳が消失するまで，または，5日間の適正な抗菌薬療法による治療が終了するまで
	麻しん（はしか）	解熱した後3日を経過するまで
	流行性耳下腺炎	耳下腺，顎下腺または舌下腺の腫脹が発現した後5日間を経過，かつ，全身状態が良好となるまで
	風しん	発しんが消失するまで
	水痘（みずぼうそう）	すべての発しんがかさぶたになるまで
	咽頭結膜熱	主要症状が消退した後2日を経過するまで
	新型コロナウイルス感染症	発症した後5日を経過し，かつ，症状が軽快した後1日を経過するまで
	結核	症状により学校医その他の医師が感染のおそれがないと認めるまで
	髄膜炎菌性髄膜炎	症状により学校医その他の医師が感染のおそれがないと認めるまで
第三種	コレラ，細菌性赤痢，腸管出血性大腸菌感染症，腸チフス，パラチフス，流行性角結膜炎，急性出血性結膜炎	症状により学校医その他の医師が感染のおそれがないと認めるまで
	その他の感染症 溶連菌感染症，A型肝炎，B型肝炎，手足口病，伝染性紅斑，ヘルパンギーナ，マイコプラズマ感染症，感染性胃腸炎	学校で通常みられないような重大な流行が起こった場合に，その感染拡大を防ぐために，必要があるときに限り学校医の判断を聞き，校長が第三種の感染症として緊急的に措置を取ることができる。

資料／学校保健安全法施行規則．第三章感染症の予防，より作成．

C 予防接種法

伝染のおそれがある疾病の発生およびまん延を予防するために，公衆衛生の見地から予防接種（ワクチン接種）の実施とその他必要な措置を講ずる。予防接種法は，国民の健康の保持への寄与と，予防接種による健康被害の迅速な救済を図ることを目的としている。

予防接種法では，接種対象となる**A類疾病，B類疾病**，および予防接種計画，予防接種による健康被害の救済処置を定める。

＊

感染症に関する法律は，内容の改正が行われるため，最新の情報は厚生労働省ホームページ（https://www.mhlw.go.jp/index.html）やデジタル庁がweb上で提供する「e-Gov法令検索」（https://elaws.e-gov.go.jp/）で確認することを推奨する。

第 **6** 章

微生物と病原体

この章では

- 微生物の概要を理解する。
- 細菌の形態と基本構造を理解する。
- 細菌の付属器官について学ぶ。
- 細菌の分裂と増殖について学ぶ。
- 常在細菌の分布と役割について学ぶ。

I 微生物の概要

微生物とは，肉眼で見ることのできない微小な生物の総称である。ヒトを含む動物の生活環境には多種多様な微生物が存在している。その多くはヒトにとって有益な働きをしている，または無害であるが，ヒトに感染し病気を引き起こす病原微生物も存在する。

A 微生物の構造

微生物は，細胞構造により**原核生物**と**真核生物**に大きく分類される（図6-1）。原核生物と真核生物は，核膜の有無，染色体の数，細胞内器官（ミトコンドリア，リボソームなど）および細胞壁の有無などによって分けられる。**ウイルス**は細胞構造をもたないので，原核生物，真核生物のいずれにも属さない。

❶原核生物

原核生物とは，核膜がなく核は細胞質内に散在し，ミトコンドリアもなく，染色体が1

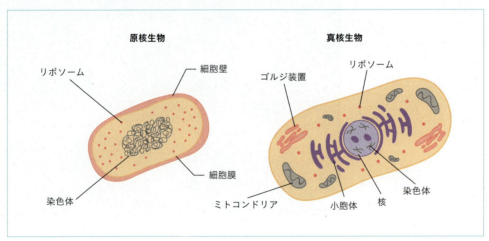

図6-1 原核生物と真核生物

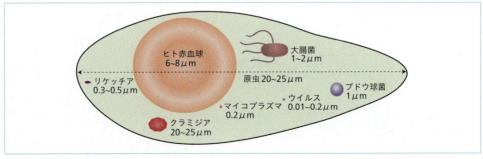

図6-2 微生物の大きさ

個である生物を指す。細菌，リケッチア，クラミジアが属している。

❷真核生物

真核生物は，細胞の核が核膜で覆われ，ミトコンドリアなどを細胞内にもつ生物である。真核生物は，さらに植物界と動物界に分けられ，真菌（酵母，カビ）は植物界に，原虫は動物界に属している。

II 微生物の大きさ

ヒトに感染し病気を起こす微生物（**病原体**）は，大きいものから，寄生虫，原虫，真菌，細菌，ウイルスに分類される（図6-2）。微生物の大きさの単位は，μm（マイクロメートル）やnm（ナノメートル）で表される。

III 細菌の形態と構造

A 細菌の形態

細菌は1つの細胞のみで構成されている単細胞で，多くは1μm前後の大きさである。光学顕微鏡（1000倍）で拡大することで，細胞の形や配列などを観察することができる。ただし，すべての細菌が光学顕微鏡で観察できるわけではなく，マイコプラズマ，クラミジアなど小さい細菌は見ることができない。

1. 細菌の形状

細菌の形状は，球状の**球菌**，桿状の**桿菌**，ラセン状の**ラセン菌**に分類される（表6-1）。

❶球菌

円球状（ブドウ球菌，レンサ球菌など），そらまめ状（腎形）（淋菌，髄膜炎菌），ランセット状（肺炎球菌）がある。

❷桿菌

桿状（大腸菌など），短桿状（インフルエンザ菌など），球桿状（アシネトバクター），ラセンが1回のコンマ状（コレラ菌，腸炎ビブリオ），かもめ状（カンピロバクター）がある。

❸ラセン菌

トレポネーマ（規則正しく数回転以上のもの，梅毒トレポネーマ），レプトスピラ（ラセンが細く密で両端または一端が鍵状［フック状］になっているもの，黄疸出血性レプトスピラ）がある。

III 細菌の形態と構造 089

表6-1 細菌の形状と主な菌種

種類	形		主な菌種
球菌	円球状		ブドウ球菌，レンサ球菌
	そらまめ状（腎形）		淋菌，髄膜炎菌
	ランセット状		肺炎球菌
桿菌	桿状		大腸菌
	かもめ状		カンピロバクター
	短桿状		インフルエンザ菌，百日咳菌
	球桿状		アシネトバクター
	コンマ状		コレラ菌，腸炎ビブリオ
ラセン菌	トレポネーマ		梅毒トレポネーマ
	レプトスピラ		黄疸出血性レプトスピラ

2. 細菌の配列

細菌は2分裂を繰り返して増殖するが，菌種により分裂後の集団形成や分裂方向が異なるため，特徴的な配列を示すことがある。球菌においては，2分裂を行う菌体の面によって配列が異なり，ブドウ球菌では，複数の面で不規則に分裂することから，ブドウの房状の配列を示す。レンサ球菌では，1平面で分裂することから，1列に繋がったレンサ状の配列を示す。その他にも球菌が2個ずつ対をなして配列している双状，1平面状に4個ずつ規則正しく配列している四連状などがある。桿菌では，配列に一定の特徴はないが，一部の菌種において，長い連鎖をつくるレンサ桿状，柵状，V字状などを示すことがある（図6-3）。

B 細菌の基本構造

1. 細菌細胞の基本構造

細菌細胞の基本構造として，細胞壁，細胞膜，細胞質，核から成っている。細胞壁は堅く丈夫な壁で，外界の条件が変わっても，常に固有の形を保っている。その組成は**ペプチ**

090　第6章　微生物と病原体

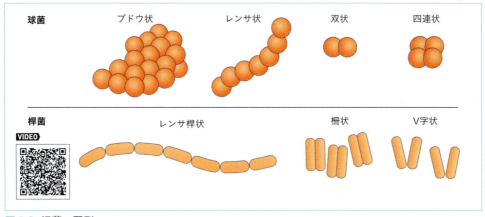

図6-3 細菌の配列

ドグリカンという多糖体とペプチドから構成されている。また，その外側に外膜を有する細菌がある。この外膜を有する細菌はペプチドグリカン層が薄いのが特徴で，これらの細菌の構造の違いを利用した**グラム染色**によってグラム陽性菌とグラム陰性菌に分類される（第8章-Ⅱ-A-2-1「グラム染色」参照）。**外膜**は**グラム陰性菌**にのみ認められ，その成分の一つである**リポ多糖**（lipopolysaccharide；**LPS**）は，菌体抗原（**O抗原**）となり，**エンドトキシン**（内毒素）として働いている（図6-4）。そのため、体内に侵入したグラム陰性菌が死滅や破壊されると，生体内にエンドトキシンが放出され，**エンドトキシンショック**を引き起こすことがある。細胞壁の内側には，細胞膜という極めて薄い膜がある。特定の物質を選択的に透過し，栄養分を取り込み，細胞内にできた代謝物質を体外へ排出する役目をもつ。細胞質内には，たんぱく合成の場である**リボソーム顆粒**がある。

2. 細菌の付属器官

細菌の種類により**莢膜**，**鞭毛**，**線毛**，**芽胞**をもつものがある（図6-5）。

❶莢膜
莢膜は菌体の外側に形成され，多糖体やポリペプチドから成る粘液層の一種である。莢膜を有する菌は，白血球などの食細胞の貪食から逃れる性質をもつ。

❷鞭毛
鞭毛は細胞膜の内側から生えている縄のような線維の束で，細菌の運動器官と考えられている。鞭毛の位置と数は菌種によっておよそ決まっており，菌体の周囲からほぼ等間隔の**周毛菌**，桿状菌の両端に1本ずつの**両毛菌**，桿状菌の一端から数本の鞭毛が束になっている**群毛菌**，1本だけ鞭毛をもっている**単毛菌**がある。また，鞭毛は，たんぱく質から成り，抗原性を有する。これを鞭毛抗原（**H抗原**）という。

❸線毛
グラム陰性桿菌には，菌体の周囲に鞭毛よりさらに細く短い線毛という器官をもつものもある。線毛は，細胞表面に付着・定着・接着する機能を有している。

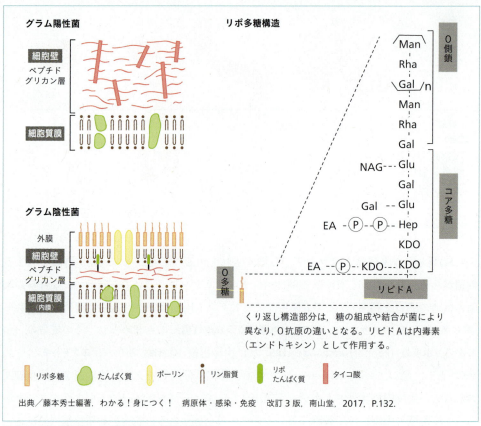

図6-4 グラム陽性および陰性菌の細胞壁構造

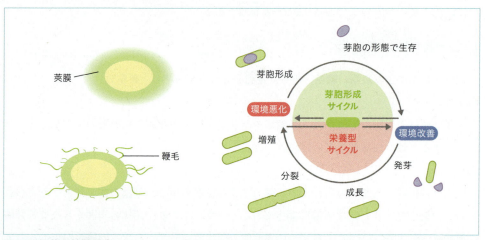

図6-5 細菌の付属器官

❹ 芽胞

　グラム陽性桿菌の一部には，栄養の不足や乾燥など発育しにくい環境になると，菌体内に芽胞を形成し，増殖を止めて休眠状態になることがある（図6-5）。芽胞は発育に適した状態になると発芽し，栄養型となり再度，分裂，増殖する。

092　第6章　微生物と病原体

芽胞は球形または卵形の構造をしていて，脂肪分に富む厚い被膜（ひまく）に包まれている。新陳代謝が極端に低下した，いわば休眠状態の細胞で，乾燥，高温，アルコール消毒薬などに抵抗力が強く，発育に不利な状態でも長期間生存できるのが特徴である。

3. 細菌の分裂と増殖

細菌は，栄養素として発育に必要な有機物質や無機物質を外部から細胞膜をとおして摂取する。そして，摂取された栄養素を利用して代謝を行い，代謝により得られた成分を利用して発育する。

細菌細胞が一定の大きさまで成長すると発育は停止する。その後，発育した細菌細胞は，同じ大きさに2分裂（**増殖**）する。その際，1回の分裂に要する時間を**世代時間**，もしくは**倍加時間**とよぶ。細菌の種類によって異なるが，黄色ブドウ球菌や大腸菌などの一般細菌の世代時間は約30〜40分ほどである。

4. 細菌の発育

❶ 発育温度

細菌の種類により，高温菌，中温菌，低温菌があるが，感染症を起こす細菌の多くは中温菌（発育可能温度：15〜45℃）に属し，ヒトの体温に近い温度（35℃）で最もよく増殖する。

❷ 酸素の要否

細菌のなかには空気中の酸素を必要とする**好気性菌**（こうき），逆に酸素があると増殖できない**嫌気性菌**（けんき）の種々の性質を有する細菌が存在する。

好気性菌には，ジフテリア菌や結核菌などが，嫌気性菌には，破傷風菌（はしょうふう），ボツリヌス菌などがある。また，腸内細菌目などの菌種は，酸素の有無にかかわらず発育できる菌群（**通性嫌気性菌**）であり，カンピロバクター属やヘリコバクター属は，微量の酸素がある状態でよく発育する菌群（**微好気性菌**）である。酸素の要否により，**表6-2**のように分類される。

表6-2 酸素の要否による細菌の分類

分類	特徴
偏性好気性菌	好気（大気）と同一の酸素濃度（約21%）で増殖可能な細菌。
通性嫌気性菌	酸素の有無にかかわらず増殖可能な細菌。
微好気性菌	酸素が少ない（3〜15%）状態でよく増殖する細菌。 同時に高濃度の二酸化炭素（5〜10%）や水素が必要。
偏性嫌気性菌	酸素がほとんどない状態でのみ増殖可能な細菌。酸素存在下では容易に死滅する。 培養には市販されている混合ガス（N_2：CO_2：O_2＝85：10：5）発生剤を使用する。

Ⅲ　細菌の形態と構造　093

Ⅳ 常在細菌

　ヒトの生活する環境には多数の微生物が生息しており，人体の表面や口腔内などにも多数の微生物が存在する。人体に常時存在する微生物は，その部位によって一定である。このような部位に特有な細菌群を**常在細菌叢**とよぶ（図6-6）。

　常在細菌はそれぞれ独自の場所で細菌叢を形成し，外部から侵入してくる病原菌の定着や増殖ができないように障壁（バリア）の役割を担う。このことから，過度な消毒や抗菌薬（抗生物質）の不適正使用は，病原菌だけでなく有益な働きをしている常在菌も殺滅することになり，ヒトにとってかえって有害となる可能性がある。

1. 皮膚の常在菌

　一般に皮脂の分泌の多い部位（顔面，腋窩，陰股部など）には多くの細菌が常在している。その大部分は非病原性の表皮ブドウ球菌である。さらに毛穴や汗腺などには嫌気性菌であるキューティバクテリウム アクネス（アクネ菌）が生息し，ほかの細菌が定着できないようにしていると考えられている。

2. 口腔・鼻腔の常在菌

　口腔内には多数の菌種が常在し，唾液中には約 10^8 CFU/mL* の細菌が認められる。口腔にはレンサ球菌，非病原性のナイセリア属，酵母様真菌などが常在している。鼻腔には

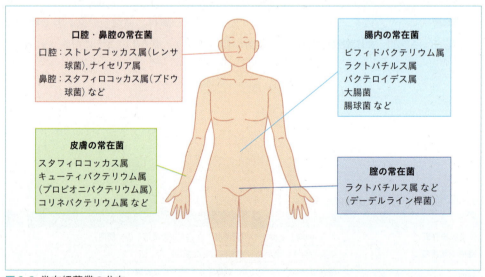

図6-6 常在細菌叢の分布

＊**CFU**：colony forming unit（生菌数）

ブドウ球菌が多く，表皮ブドウ球菌が主であるが，黄色ブドウ球菌を常時保菌する人がいる。**口腔レンサ球菌**の一部は外部から侵入してきた菌を溶解し，定着できないように働いている。

3. 腸内の常在菌

腸管内は人体内でも最も多くの細菌が常在している場所である。母乳栄養の新生児の大腸では大量の**ビフィドバクテリウム**（ビフィズス菌）が主体を占め，次いでラクトバチルス（乳酸菌）で，大便は弱酸性となる。成人の場合，十二指腸では菌数は少ないが，回腸下部になると極めて細菌が多く，ビフィドバクテリウム，バクテロイデス，大腸菌，腸球菌，ラクトバチルスなどが常在し，カンジダや緑膿菌が認められることもある。ビフィドバクテリウムやラクトバチルスは外部からの病原菌などの侵入を防いでいるのに加え，胃などで消化された食物をさらに分解し，アミノ酸やビタミンの合成などを行っている。

4. 腟の常在菌

女性の腟は成熟期以後閉経期までの間，**デーデルライン桿菌**（乳酸桿菌）とよばれる乳酸菌が多く常在し，腟内のグリコーゲンを分解し乳酸をつくり，腟内を pH4.0 〜 4.5 の酸性に維持し，外部からの菌の侵入・定着を阻止している。いわゆる腟の自浄作用である。

第 **7** 章

微生物と感染症

この章では

- 病原微生物の種類と特徴を理解する。
- 細菌，真菌，ウイルスなどの病原微生物によって起こる感染症について学ぶ。
- プリオンの特徴と病原性を学ぶ。
- 原虫の特徴と病原性を学ぶ。

I 細菌

A グラム陽性球菌

1. ブドウ球菌 (Genus *Staphylococcus*)

■特徴

　ブドウの房状に配列する。ヒトの皮膚，口腔，鼻腔，腸管，外尿道などに常在している。臨床において最も重要な菌種は**黄色ブドウ球菌**（*Staphylococcus aureus*）であり，**日和見感染症**の原因菌である。

　ブドウ球菌には，ヒトの感染症（多くは化膿性疾患）の原因となる**黄色ブドウ球菌**と，人体表面に定着しているが病原性の弱い**表皮ブドウ球菌**（*Staphylococcus epidermidis*）の 2 菌種のほか，病原性の弱い腐性ブドウ球菌（*S. saprophyticus*），*S. capitis*，*S. haemolyticus*，*S. hominis* などがある。黄色ブドウ球菌と表皮ブドウ球菌は，コアグラーゼ（血漿凝固酵素）産生性，マンニット分解能が異なる（表 7-1）。

▶ **コアグラーゼ産生性**　ヒトやウサギのプラズマ（血漿）に培養したブドウ球菌を接種し，35℃で約 2 時間作用させると黄色ブドウ球菌はコアグラーゼの働きで血漿を凝固させるが，表皮ブドウ球菌はコアグラーゼを産生せず凝固は起こらない。

▶ **マンニット分解能**　黄色ブドウ球菌はマンニットを分解して酸を産生するが，表皮ブドウ球菌はマンニットを分解できない。

■病原性と疾患

❶黄色ブドウ球菌

　黄色ブドウ球菌（図 7-1）は，以下の疾患を引き起こす。

▶ **化膿性疾患**　皮膚や粘膜の傷から侵入して局所の化膿を起こす。深部では中耳炎，肺炎，敗血症などの全身性の疾患を引き起こす。

▶ **食中毒**　食物中で増殖すると，耐熱性の毒素（エンテロトキシン）を産生し，**毒素型食中毒**の原因となる。

▶ **トキシックショック症候群**　菌の増殖に伴い産生された **TSST-1**（toxic shock syndrome toxin-1）によってショック症状を呈する。タンポンの長時間使用による症例が報告されている。

表7-1 コアグラーゼ産生性とマンニット分解能

菌種	コアグラーゼ産生性	マンニット分解能
黄色ブドウ球菌（*S. aureus*）	＋	＋
表皮ブドウ球菌（*S.epidermidis*）	－	－

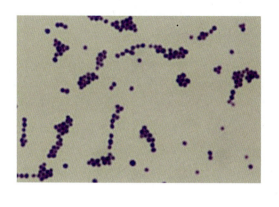

図7-1 黄色ブドウ球菌のグラム染色像

▶ **ブドウ球菌性熱傷様皮膚症候群**　小児，特に乳幼児期に発生し，**表皮剝脱毒素**による表皮剝脱性皮膚炎を起こす。

❷ 表皮ブドウ球菌

ヒトの常在菌で，病原性は弱く，易感染性宿主における日和見感染症である。血流感染の**汚染菌**として検出されることが多い。

■ 予防

黄色ブドウ球菌感染症の多くは，接触感染で伝播する。手指を介する感染が多く，感染を防止するためには，日常的な手洗い，手指消毒が重要である。

■ 問題となる耐性菌

❶ メチシリン耐性黄色ブドウ球菌（MRSA）

メチシリン耐性黄色ブドウ球菌（methicillin-resistant *Staphylococcus aureus*；MRSA）は多くの抗菌薬に耐性を示し，特に病院内に定着し入院患者に集団感染を起こすことがあり，病院感染の最も重要な耐性菌である。

MRSA 感染症治療に用いられる抗菌薬として有効な抗 MRSA 薬には，

- バンコマイシン（vancomycin；VCM）
- テイコプラニン（teicoplanin；TEIC）
- アルベカシン（arbekacin；ABK）
- リネゾリド（linezolid；LZD）
- ダプトマイシン（daptomycin；DAP）
- テジゾリド（tedizolid；TZD）

がある。MRSA 感染症は五類感染症に分類されている。

❷ 病院感染型 MRSA（HA-MRSA）と市中感染型 MRSA（CA-MRSA）

MRSA は日和見感染症の原因菌として，病院内でのみ感染が生じるものと考えられてきた。しかし，入院歴のない健常なヒトにも市中で感染を引き起こすタイプの MRSA が

I 細菌　099

出現し，**市中感染型**（community-acquired：**CA**）**MRSA** と従来の MRSA である**病院感染型**（hospital-acquired：**HA**）**MRSA** に分けられる。現在，CA-MRSA は市中感染症としてだけでなく，病院感染の原因菌としても認められている。

　黄色ブドウ球菌は，メチシリン耐性遺伝子を運ぶ染色体カセット（Staphylococcal cassettle chromosome mec：**SCCmec**）を獲得することにより MRSA となり，β-ラクタム系抗菌薬に耐性化する。SCCmec はその遺伝子配列により，CA-MRSA は SCCmec IV，V 型，HA-MRSA は SCCmec I，II，III 型に分類される。CA-MRSA の SCCmec は HA-MRSA と比較し，染色体カセットのサイズが小さいため，他系統の抗菌薬耐性遺伝子を保有することができないことから抗菌薬耐性度は低く，多剤耐性とならないことが特徴である。CA-MRSA のなかには，皮膚や肺組織を破壊する**パントン・バレンタイン型ロイコシジン**（Panton-Valentine leukocidin：**PVL**）とよばれる強力な毒素を産生する株が存在することから，注意が必要である。

2. レンサ球菌（Genus *Streptococcus*）

■特徴

　レンサ（連鎖）状に配列する球菌で（図7-2），ヒトの咽頭，鼻腔，口腔，腸管，皮膚，外陰部，膣などに常在している。

　レンサ球菌の分類は，広く使用されているランスフィールド（Lancefield）分類と，血液寒天平培地の溶血性によって分ける方法がある（表7-2，図7-3）。

■病原性と疾患

　主要なレンサ球菌の病原性を以下に示す。

❶ A群溶血レンサ球菌（*Streptococcus pyogenes*）

　化膿性レンサ球菌ともよばれ，咽頭炎，扁桃炎，気管支炎，**劇症型 A 群溶血レンサ球菌感染症**，猩紅熱のほか，**丹毒**，リウマチ熱，急性糸球体腎炎などの原因となる。本菌が産生する毒素のうち，溶血毒と発赤毒が臨床上重要である。

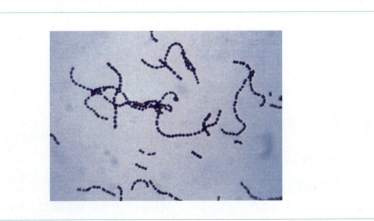

図7-2 レンサ球菌のグラム染色像

表7-2 レンサ球菌の分類

分類法	特徴	
ランスフィールド分類	血清学的分類 菌体抗原によってA〜H, K〜V に分類	臨床的に重要なレンサ球菌 Group A：A群溶血レンサ球菌（S. pyogenes） Group B：B群溶血レンサ球菌（S. agalactiae） など
溶血性による分類	α溶血：緑色レンサ球菌，肺炎球菌（S. pneumoniae）など	集落の周りの溶血が不完全であり，緑褐色を呈するもので，この型の溶血をα溶血という。
	β溶血：化膿レンサ球菌（S. pyogenes）など	血液寒天中の赤血球を完全に溶かすため，集落の周りに透明な溶血環をつくるもので，この型の溶血をβ溶血という。
	γ溶血：非溶血性レンサ球菌	溶血環をつくらないもので，γ溶血（非溶血）という。

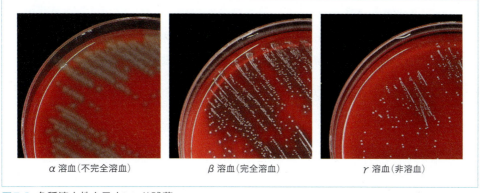

α溶血（不完全溶血）　　β溶血（完全溶血）　　γ溶血（非溶血）

図7-3 各種溶血性を示すレンサ球菌

▶ **溶血毒（hemolytic toxin）**　**ストレプトリジンO**（streptolysin O），**ストレプトリジンS** という2種の溶血毒を産生し，血液中の赤血球，白血球，血小板を溶解する。

▶ **発赤毒（erythrogenic toxin）**　**ディック毒素** ともいう。この毒素は化膿レンサ球菌が産生する菌体外毒素で，皮内に注射すると発赤が生じる（**ディック反応**）。猩紅熱はこの毒素によって起こるもので，一度猩紅熱にかかると，この毒素に対する抗体（**抗毒素**）ができる。

❷ **B群溶血レンサ球菌**（*Streptococcus agalactiae*）

ヒトの腸管や腟に常在する。出産時に **産道** で新生児が感染し，髄膜炎，敗血症などの致死率の高い重篤な感染症を引き起こすことがある。

❸ **肺炎球菌**（*Streptococcus pneumoniae*）

グラム陽性の双球菌で（図7-4），**莢膜** を有するものがある。ヒトの鼻腔や咽頭などに常在し，健康成人でも30〜70％が保有している。抵抗力が落ちているときや高齢者など免疫力が低下している宿主に感染症を引き起こす。そのため，高齢者（65歳以上）を対象とした **肺炎球菌ワクチン** の予防接種が行われている。

肺炎，気管支炎などの呼吸器感染症や副鼻腔炎，中耳炎，髄膜炎などを起こす。現在，**ペニシリン耐性肺炎球菌**（penicillin-resistant *Streptococcus pneumoniae*；PRSP）が問題となっており，日本で分離される肺炎球菌の30〜50％を占める。

I 細菌　101

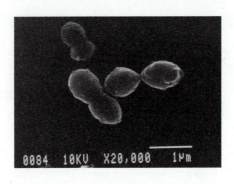

図7-4 肺炎球菌

❹ 口腔レンサ球菌(oral streptococci)

主な口腔内常在菌である。病原性が弱く，時に感染性心内膜炎を起こすことが知られている。この群のミュータンス菌（*Streptococcus mutans*）は，虫歯（う歯）の原因菌である。

3. 腸球菌(Genus *Enterococcus*)

■特徴

ヒトの腸管に常在し，*E. faecalis*，*E. faecium*，*E. avium* などがある。

■病原性と疾患

通常，病原性は弱く，尿路感染症，感染性心内膜炎などを引き起こす。消毒薬や熱に抵抗性があるものもみられ，**病院感染**の原因菌となる。腸球菌は乳酸を発酵することから，広義には乳酸菌の一種とも考えられている。ヒトの腸内に生息し有益な働きをすることから，整腸剤としても利用されている。

■問題となる耐性菌

グラム陽性球菌に対する特効薬とされていた**バンコマイシン**に耐性を示す腸球菌 (vancomycin-resistant Enterococci ; **VRE**) が検出されている。諸外国と比べ，日本における VRE の分離率は高くはないが，病院感染が発生することもあるので，注意が必要である。

VRE は遺伝子タイプにより主に3つのクラスに分類される（表7-3）。特に**クラスA** と **B** に分類される VRE は，耐性遺伝子が**プラスミド**に組み込まれていることから，このプラスミドを感受性の腸球菌に受け渡すことで VRE に変化させ，耐性菌を効率良く生み出すことができる。さらに，クラスAの VRE は，VRE の治療薬として用いられるテイコプラニンにも耐性であることから，特に注意が必要である。

表7-3 バンコマイシン耐性腸球菌（VRE）のクラス分類

腸球菌	バンコマイシン	テイコプラニン	耐性遺伝子
クラスA	耐性	耐性	プラスミド
クラスB	耐性	感性	プラスミドまたは染色体
クラスC	感性または耐性	感性	染色体

B グラム陰性球菌

1. 淋菌（*Neisseria gonorrhoeae*）

■特徴

　グラム陰性でソラマメ形（腎形）の双球菌である。生体外において乾燥や温度の変化により容易に死滅する。培養には特殊な培地（サイヤー・マーチン培地，GC培地など）を使用し，炭酸ガス培養を行う。

■病原性と疾患

　性（行為）感染症（sexually transmitted infection；**STI**）の病原菌で，男性の場合，尿道炎を起こし，尿道から膿性分泌物が認められ，排尿痛，前立腺・精巣上体（副睾丸）へと炎症が進む場合がある。女性では子宮頸管炎として発症するが無症状であることが多い。腟炎・子宮内膜炎を起こし，卵管，卵巣へと波及する。その結果，不妊症となることがある。妊婦が淋菌に感染していると，分娩時に新生児の眼結膜に感染し，**新生児淋菌性結膜炎**となり，失明することもある。まれに菌が血液中に入り，関節炎や心筋炎を起こすことがある。

　近年，性行動の多様化により，淋菌が咽頭などの生殖器以外に感染する例が報告されており，特に口腔性交（オーラルセックス）による咽頭への淋菌の感染は，その多くが無症状であることから，感染の拡大が問題視されている。

■問題となる耐性菌

　過去に淋菌感染症の第1選択薬であったペニシリンをはじめ，経口セフェム系抗菌薬であるセフィキシムに対する耐性化が進行している。キノロン系抗菌薬も同様に淋菌感染症に多用されていたが，耐性菌のまん延により治療抗菌薬として推奨されていない。

　2014年に世界保健機関（WHO）は，淋菌の第3世代セフェム系抗菌薬耐性化について警告を発し，世界における注目すべき抗菌薬耐性菌としている。日本においても，セフトリアキソン耐性淋菌が分離されていることから，淋菌の各種抗菌薬感受性の動向に注意が必要である。

2. 髄膜炎菌（*Neisseria meningitidis*）

■特徴

　グラム陰性でソラマメ形をした双球菌である。**細菌性髄膜炎**の病原体であり，特にアフリカ中央部での罹患率は高く，国によりまれに大きなアウトブレイクが起きている。国内での発生はまれであるが，乳幼児の保育所や学生寮などで，限局的な流行が起こることがある。発症者と濃厚に接触したことのある人への保菌調査が重要である。

I 細菌　103

■ 病原性と疾患

　患者，保菌者の鼻咽頭分泌物からの感染で，飛沫感染が主である。健常人の上気道粘膜に保菌されていることがある。症状は，発熱，頭痛，痙攣，意識障害，点状出血斑である。

■ 予防と治療

　標準予防措置の下，飛沫感染予防策をとる。2015（平成 27）年より日本でも髄膜炎菌ワクチンを接種することが可能となった。本菌による髄膜炎は致死的であるため，早期に抗菌薬による治療を行う。

3. モラクセラ カタラーリス（*Moraxella catarrhalis*）

■ 特徴

　グラム陰性の双球菌である。ヒトの鼻腔，咽頭に常在し，小児で保菌者が多い。

■ 病原性と疾患

　呼吸器感染症の原因菌であり，肺炎，中耳炎，副鼻腔炎，結膜炎などを引き起こす。肺炎球菌やインフルエンザ菌と**混合感染**を起こすことが多い。肺炎では慢性閉塞性肺疾患（COPD）など慢性気道感染症患者や高齢者で重症化することがある。ほとんどの菌株がβ-ラクタマーゼを産生する。

C　グラム陽性桿菌

　グラム陽性桿菌は，**芽胞**（第 6 章-Ⅲ-B-2-❹「芽胞」参照）を有する**有芽胞菌**と，芽胞をもたない**無芽胞菌**に分類される。

1. グラム陽性有芽胞菌 – バチルス属（Genus *Bacillus*）

1　炭疽菌（*Bacillus anthracis*）

■ 特徴

　炭疽（anthrax）の病原体で，土壌など自然環境に分布し，家畜の感染症であるが，2 次的にヒトにも感染する。**人獣（畜）共通感染症**の原因菌である。

■ 病原性と疾患

　芽胞が創傷部位，呼吸器，消化管から組織に侵入，発芽して増殖する。感染経路は，創傷感染，飛沫感染，経口感染である。病原性・致死率が高く，過去に**生物兵器**として使われたことから，**二種病原体等**に分類される。

2　セレウス菌（*Bacillus cereus*）

■ 特徴

　土壌など自然環境に広く分布し，野菜や穀物などにも付着している。

■ 病原性と疾患

食中毒を起こすことがある。芽胞を有し熱やアルコールに抵抗性があるため，セレウス菌が付着した清拭タオルを使用したことによる**血流感染**などの病院感染が報告されている。

2. グラム陽性有芽胞菌 - クロストリジウム属（Genus *Clostridium*）

1　破傷風菌（*Clostridium tetani*）

■ 特徴

偏性嫌気性菌で，土壌・塵埃中に芽胞の状態で存在する。**破傷風**の原因菌であり，災害現場などで，古釘などによる深部創傷感染を起こす。**五類感染症**に分類される。

■ 病原性と疾患

創傷感染し，侵入した芽胞が発芽して増殖し，**外毒素を産生する**（図7-5）。外毒素には，神経毒である**テタノスパスミン**（tetanospasmin）と溶血毒である**テタノリジン**（tetanolysin）がある。これらの毒素により，疼痛性筋肉の痙攣，開口障害，嚥下困難，四肢の硬直，全身性の**強直性痙攣**となり死の転帰をとる場合がある。毒素性疾患の代表的な疾患である。

日本では予防接種の普及によって，現在ではまれな疾患である。

2　ボツリヌス菌（*Clostridium botulinum*）

■ 特徴

偏性嫌気性菌で，土壌などの自然界に分布している。缶詰，真空パックの食品に混入し，嫌気的環境で増殖し毒素を産生する。これらを経口摂取することで**ボツリヌス食中毒**を起こす。

■ 病原性と疾患

本菌が産生する**ボツリヌス毒素**は極めて毒性が強く，致死率が高いことから，バイオテロ

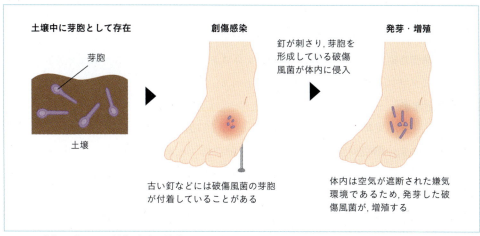

図7-5　破傷風菌による創傷感染と体内での発芽の例

リズムの生物兵器の対象となる。ただし，ボツリヌス毒素自体は熱に弱い（易熱性）。本毒素を摂取した場合は，致死率が高い食中毒を起こす。一方，本菌は芽胞を形成するため加熱処理により完全に死滅しない。ハチミツにボツリヌス菌が混入していた場合，経口摂取した乳児が**乳児ボツリヌス症**を起こすことがある。そのため，1歳未満の乳児にハチミツを与えてはいけない。

ボツリヌス菌，ボツリヌス毒素は感染症法の**二種病原体等**に分類されている。

3 ウェルシュ菌（*Clostridium perfringens*）

■特徴

偏性嫌気性菌で，土壌など自然環境に広く分布し，ヒト腸管内にも常在する。

■病原性と疾患

致死作用を示す主要な毒素（α，βなど）の産生様式によりA〜E型に分類される。ヒトから分離されるのはほとんどがA型菌である。外傷により，筋肉内，皮下組織内で本菌が増殖し**ガス壊疽**を起こす。

また，経口感染で**食中毒**を起こす重要な菌でもあり，本菌が混入した大量に調理された食品（カレー，スープ，シチューなど）を摂食して腸管に侵入し，**毒素**（エンテロトキシン）を産生することで激しい食中毒症状を起こす。芽胞を有するウェルシュ菌は耐熱性であり，加熱調理後も生残する。

3. グラム陽性有芽胞菌 - クロストリジオイデス属（Genus *Clostridioides*）

1 ディフィシル菌（*Clostridioides difficile*）

■特徴

偏性嫌気性菌で，自然界に広く分布している。健常人の5〜20%が腸管内に保有しており，新生児や寝たきりの患者の腸管内に比較的多く存在する。**医療関連感染**の原因菌として重要な菌種で，便により汚染された部位に存在する。芽胞を形成することから，アルコールなどの消毒薬で殺滅することができないため，**入院患者**や高齢者施設などの入居者における**集団感染**が発生している。従来はクロストリジウム属に分類されていたが，2016年に新たにクロストリジオイデス属に変更された。

■病原性と疾患

本菌が産生する毒素には**Toxin A**（**A毒素**）および**Toxin B**（**B毒素**）の2種類があり，特にToxin Bは強い細胞毒性を示す。また，一部の株（hypervirulent株）は，**binary toxin**とよばれる第3の毒素を産生する。本菌によるアウトブレイクは基礎疾患のない若年層や外来患者にも発生し，重篤な合併症を伴い致命的になることがある。

本菌による感染症のリスクとして，高齢者，入院，開腹手術，胃酸分泌抑制薬（プロトンポンプ阻害薬）の長期投与などがある。

抗菌薬（クリンダマイシン，キノロン系抗菌薬など）の長期投与により，消化管内の多くの細菌が死滅し，抗菌薬に耐性であるディフィシル菌が増殖することにより，**菌交代（症）現象**が生じ，産生する毒素（エンテロトキシン）により**偽膜性大腸炎**を起こす。さらに，**抗菌薬関連下痢症**の重要な原因菌でもある。

■ 治療と感染対策

治療にはバンコマイシン，メトロニダゾールの経口投与が有効である。本菌による感染症は適切な診断がなされず見過ごされているケースがあることから，抗菌薬投与後に出現する重篤な下痢には注意が必要である。特に，本菌による感染症の流行期には，石けんと流水を用いたスクラブ法による手指衛生を行う必要がある。

4. グラム陽性無芽胞菌

1 リステリア モノサイトゲネス（*Listeria monocytogenes*）

リステリア症を起こし，**人獣（畜）共通感染症**の原因菌である。土壌や食品（野菜，生乳，チーズなど）に広く分布しており，低い温度でも発育することから，冷蔵保存の食品中で増殖し，それらの食品の摂取により食中毒を起こす。

ヒトへの全身感染は重症であり，髄膜炎，敗血症などを起こす。特に妊婦が感染すると，**垂直感染**を起こし，死産，流産の原因となることがあるので注意が必要である。

2 ジフテリア菌（*Corynebacterium diphtheriae*）

ジフテリア症の原因菌で，**多形性形態**（柵状，V・W・Y字状）を示す。菌体の両端あるいは一端に異染小体（**ナイセル小体**）が認められる。**二類感染症**に分類される。

飛沫感染により，上気道粘膜に感染し，咽頭，喉頭，鼻腔の粘膜に**偽膜**をつくる。**ジフテリア毒素**を産生し，神経に障害を与え，心筋障害・運動神経麻痺を起こす毒素性疾患である。日本ではジフテリアトキソイド（予防接種）の普及によって，現在ではまれな疾患である。

3 キューティバクテリウム属（Genus *Cutibacterium*）

主にヒトの皮膚に常在し，腸管にも生息する嫌気性菌である。ニキビの原因菌として**アクネ菌**（*Cutibacterium acnes*）が知られている。サルコイドーシス病変部から検出されることから，**サルコイドーシス**との関連が疑われている。

4 ラクトバチルス属（Genus *Lactobacillus*）

乳酸菌群の一種であり，ヒトへの病原性はほとんどなく，ヨーグルトやチーズなど様々な発酵食品に利用される。膣内のラクトバチルス属は**デーデルライン桿菌**ともよばれ，主要な常在菌として存在する。本菌が産生する乳酸により膣内の環境を酸性（pH 4 ～ 5 程度）に保ち，病原菌の侵入・定着を防いでいる（膣の自浄作用）。しかし，閉経後は女性ホルモ

I 細菌　107

ンのエストロゲンの低下により腟内のグリコーゲンが不足することから，それを栄養とするデーデルライン桿菌が減少し，腟常在菌のバランスが崩れ，細菌性腟症などを起こす場合がある。

5 ビフィドバクテリウム属（Genus *Bifidobacterium*）

ビフィドバクテリウム属（**ビフィズス菌**）は，主に腸内に生息し，腸内細菌の割合としては最も多くを占める偏性嫌気性の常在菌である。本菌は腸内で乳酸や酢酸を産生することで，有害な菌の増殖を抑えている。

D ブドウ糖発酵性グラム陰性桿菌

グラム陰性桿菌は，無酸素条件（嫌気性）でブドウ糖を分解するブドウ糖発酵性菌と，ブドウ糖を分解しないブドウ糖非発酵性菌に大別できる。

1. 腸内細菌目細菌（Enterobacterales）

1 大腸菌（*Escherichia coli*）

■特徴

ヒトの腸管内，特に小腸の下部から大腸に常在し，腸内細菌の主要な菌種である。もともと病原性は弱いが，ヒトに病原性を示すものも存在する。

■病原性と疾患

腸管以外に侵入すると病原性を示すことがある。急性尿路感染症（腎盂腎炎，膀胱炎），腹膜炎，胆道感染症などを起こす。重篤な基礎疾患を有する患者から血流感染症の原因菌として高頻度に検出される。

大腸菌のなかには腸管感染症を引き起こす病原性大腸菌が含まれる。その病原性と菌体抗原とは密接な関係があり，菌表面にある耐熱性の **O 抗原**（細胞壁由来）と易熱性の **H 抗原**（鞭毛由来）に分類されている。代表的な病原性大腸菌である**腸管出血性大腸菌 O157：H7** は，157 番目に発見された O 抗原と 7 番目の H 抗原をもつ。病原性大腸菌として，次の 5 つが知られている。

❶**腸管病原性大腸菌**（enteropathogenic *E. coli*：EPEC）

乳幼児に下痢・胃腸炎を起こす大腸菌。O44，O55，O111，O125 など。

❷**腸管毒素原性大腸菌**（enterotoxigenic *E. coli*：ETEC）

菌体外にエンテロトキシンを産生する大腸菌。O6，O25，O27，O148 など。

❸**腸管侵入性大腸菌**（enteroinvarsive *E. coli*：EIEC）

大腸に菌が侵入し，赤痢様症状で血便を起こす大腸菌。O124，O136 など。

❹腸管凝集性大腸菌（enteroaggregative *E. coli*：EAgEC）

腸管細胞に凝集付着して感染する大腸菌。O111 など。

❺腸管出血性大腸菌（enterohemorrhagic *E. coli*：EHEC）

出血性大腸炎，血性下痢を起こす大腸菌。O26，O111，O157 など。

腸管出血性大腸菌は，**ベロ毒素**を産生するのが特徴である。ベロ毒素産生菌は，O157：H7 で多く，O26：H11，O111：H⁻，O128 などの型も産生する。特に小児や高齢者では，本毒素の作用により，**溶血性尿毒症症候群**（hemolytic uremic syndrome：HUS）を引き起こし死に至ることがある。**腸管出血性大腸菌感染症**は，無症状病原菌保菌者も含め三類感染症に分類されている。

■問題となる耐性菌

一部の腸内細菌は第 3 世代や第 4 世代を含むセフェム系抗菌薬を分解できる**基質特異性拡張型β‐ラクタマーゼ**（Extended-spectrum β-lactamase：ESBL）を産生する。大腸菌に占める ESBL 産生菌の割合は増加傾向にあり，さらに ESBL 産生大腸菌の多くがキノロン系抗菌薬に対しても耐性を示す。これらの耐性菌は外来患者からも検出されており，市中感染の原因菌としても注意が必要である。また，近年，グラム陰性桿菌感染症に対する抗菌薬治療の最後の切り札とされてきた**カルバペネム系抗菌薬**に対し耐性を獲得した大腸菌（カルバペネム耐性腸内細菌目細菌：**CRE**）が国内外で出現している。CRE は通常の感染症診療で用いられる多くの抗菌薬に耐性を示すことから大きな問題となっている。

2 サルモネラ属（Genus *Salmonella*）

❶チフス菌（*Salmonella* Typhi），パラチフス菌（*Salmonella* Paratyphi）

■特徴

チフス菌は**腸チフス**，パラチフス A 菌は**パラチフス**の原因菌である。その他のサルモネラ感染症とは区別される。腸チフスとパラチフスの臨床症状はほとんど同じであるが，パラチフスは腸チフスと比較して症状は軽い。特に東アジア，東南アジアなどでの罹患率が高い。日本での発生はまれで，その多くが流行地域への渡航者による輸入感染例である。腸チフス，パラチフスは**三類感染症**に分類されている。

■病原性と疾患

チフス菌（*Salmonella* Typhi＊）感染症の腸チフスは，数週間の潜伏期を経て 39℃を超える高熱を発症する。高熱が持続（**稽留熱**）するが，脈拍が速くならず，白血球が減少するのも特徴的である。その後，便や尿から本菌が検出され，合併症などで死亡することがある。腸チフスやパラチフスの回復後も，菌が胆囊や腎臓に残り，長期にわたり排菌される場合があることから，菌が検出されなくなるまで注意が必要である。

＊ *Salmonella* Typhi の正式名は *Salmonella enterica* subspecies *enterica* serovar Typhi

I 細菌 109

❷ その他のサルモネラ属

■特徴

サルモネラ属菌は河川や下水，土壌などの自然環境にも広く分布している。鳥類，爬虫類，両生類などが保菌している。

■病原性と疾患

急性胃腸炎や**食中毒**を起こす。鶏卵やその加工品を介し経口感染する。食事以外の感染経路としてカメなどの爬虫類との接触がある。日本で発生するサルモネラ属菌による食中毒のほとんどが，チフス菌，パラチフス菌以外のその他のサルモネラ属菌である。

3 | 赤痢菌属（Genus *Shigella*）

■特徴

1898（明治31）年，志賀 潔によって赤痢患者の糞便から発見された。抗原構造によりA群（志賀赤痢菌 *Shigella dysenteriae*），B群（フレキシネル菌 *Shigella flexneri*），C群（ボイド菌 *Shigella boydii*），D群（ゾンネ菌 *Shigella sonnei*）に分類される。日本での発生はまれであるが，発展途上国（主に東南アジア）からの帰国者などから検出される（**輸入感染症**）。赤痢は**三類感染症**に分類される。

■病原性と疾患

飲食物を介し経口感染する。1〜4日の潜伏期ののち，発熱・腹痛・頻発する下痢を主徴とする赤痢となる。大腸に出血性の炎症を起こすため水様の粘血便となる。

4 | クレブシエラ属（Genus *Klebsiella*）

クレブシエラ属菌は肺炎や尿路感染症，敗血症など起こす。その多くは**肺炎桿菌**（*Klebsiella pneumoniae*）により引き起こされ，次いで *Klebsiella oxytoca* の分離頻度が高い。*K. oxytoca* はペニシリン系抗菌薬使用中に起こる**出血性大腸炎**の原因菌である。アメリカでカルバペネム系抗菌薬を分解する β - ラクタマーゼを産生する **KPC**（*Klebsiella pneumoniae* **carbapenemase**）が発見されて以降，輸入耐性菌として日本でも検出されている。

5 | セラチア属（Genus *Serratia*）

■特徴

感染症の原因菌として重要な菌種は**セラチア マルセッセンス**（*Serratia marcescens*）である。水や土壌に広く分布し，病院内では水回りの湿潤環境を好み，流し場や排水口などから検出されることがあり，**病院感染**に関連する主要な菌種である。

日和見感染症の原因菌の一つで，尿路感染症・呼吸器感染症を引き起こす。抗菌薬や消毒薬に抵抗性が強いため，病院感染に注意が必要である。日本において，カルバペネム系抗菌薬や第3世代以降のセフェム系抗菌薬を分解する**メタロβ - ラクタマーゼ**（**MBL**）産生株は注意が必要な耐性菌である。

6 | プロテウス属（Genus *Proteus*）

■特徴

　プロテウス属菌のなかでも，プロテウス ミラビリス（*Proteus mirabilis*）やプロテウス ブルガリス（*Proteus vulgaris*）は分離頻度が高い菌種である。

　日和見感染症として尿路感染症，呼吸器感染症などを引き起こす。特に日本では，外来患者から検出されるプロテウス ミラビリスに **ESBL** 産生菌が認められ，市中感染の原因菌としても注意が必要である。

7 | サイトロバクター属（Genus *Citrobacter*），エンテロバクター属（Genus *Enterobacter*）

　サイトロバクター属菌やエンテロバクター属菌は一般に病原性が弱いが，胃腸炎，尿路感染症の原因となることがある。また，これらの菌種は各種抗菌薬に耐性を示すことが多く，日和見感染症の原因菌であり病院感染に重要な菌種である。

8 | エルシニア属（Genus *Yersinia*）

❶ ペスト菌（*Yersinia pestis*）

　ペストの原因菌である。ネズミノミにより媒介され，ノミの刺し口より体内に入り，リンパ節の腫脹・出血性炎症を起こし，全身に伝播する。バイオテロリズムに関連する重要な病原微生物であり，感染症法において**一類感染症，二種病原体等**に分類される。

　ペストは過去に世界的な大流行が起こり，数千万人単位の死者を出した。皮下出血やチアノーゼにより皮膚が黒色に変色することから**黒死病**としても知られている。

❷ エルシニア エンテロコリティカ（*Yersinia enterocolitica*）

　腸管感染症（下痢症）の原因菌である。飲料水・食品を介してヒトに感染し，食中毒を起こす。本菌は低温（0～4℃）でも増殖するため，低温保存した食品にも注意が必要である。

❸ 仮性結核菌（*Yersinia pseudotuberuculosis*）

　仮性結核症の原因菌で，ヒトに下痢や腹痛などの胃腸炎症状やリンパ節炎，敗血症などを引き起こす。保菌動物であるイヌやネコとの接触および本菌に汚染された飲料水・食品を介してヒトに感染し，食中毒を起こす。

I 細菌　111

2. そのほかのブドウ糖発酵性グラム陰性桿菌

1 ヘモフィルス属（Genus *Haemophilus*）

■特徴

19世紀後半にインフルエンザが世界的に大流行したとき、その原因菌として患者から発見されたことから**インフルエンザ菌**（*Haemophilus influenzae*）という名称が付けられた。その後、インフルエンザの病原体は細菌ではなくインフルエンザウイルスであることが明らかにされたが、現在でも名称は変更されずそのまま使用されている。

■病原性と疾患

中耳炎、副鼻腔炎、肺炎などの呼吸器感染症の原因菌である。主に5歳以下の小児に**化膿性髄膜炎**を起こし、その多くが**血清型b**の菌である。多くは中耳炎や上気道炎から続発する。

日本では2007（平成19）年にb型菌に対する **Hib**（**ヒブ**）**ワクチン**が認可され、2013（平成25）年4月から予防接種法に基づく定期予防接種となり、患者数は大きく減少し効果をあげている。

■問題となる耐性菌

世界的に β-ラクタム系抗菌薬耐性が問題となっており、特に日本では、β-ラクタマーゼを産生しないアンピシリンに耐性の菌（β-lactamase-negative ampicillin-resistant；**BLNAR**）が多い。

2 ビブリオ属（Genus *Vibrio*）

❶コレラ菌（*Vibrio cholerae*）

■特徴

コレラはもともと日本には存在しないが、東南アジア諸国、特にインドのガンジス川流域では古くから風土病として知られ、世界各国に爆発的流行を起こすことがある。血清学的には O 抗原により分類され、**O1型**が**コレラ菌**、それ以外は**非O1**（**non-O1**）**NAGビブリオ**とよび、コレラ菌と区別される。

■病原性と疾患

コレラ菌は、ヒトに経口感染し、腸管感染症であるコレラを起こす。病原性が強く、潜伏期は1～3日で、24時間以内に発症することもある。症状は激しく、頻発する下痢・嘔吐のため患者は急速な脱水症状・循環障害を起こし、虚脱状態となる。便は白色水様性（米のとぎ汁様）となるのが特徴である。

1992年に、インド南部で血清型 O1 ではないコレラ菌（O139）が発見され、本菌による疾病は**ベンガル型コレラ**とされた。**血清型 O1** と **O139** によるコレラは感染症法で**三類感染症**に分類されている。

❷腸炎ビブリオ（*Vibrio parahaemolyticus*）

食中毒を起こす**好塩性**（3～5%食塩）の菌で、海水、海産の魚介類に分布している。そ

のため，本菌に汚染された魚介類を経口摂取することにより感染，発症する。日本では魚介類を生のまま食べる習慣があることから，本菌による食中毒が多い。

❸ビブリオ バルニフィカス（*Vibrio vulnificus*）

腸炎ビブリオと共通点が多く，海水に分布している。海水との接触や魚介類により生じた傷口からの感染，また汚染された魚介類の生食を介して感染する。免疫の低下や肝疾患がある場合，重篤な全身症状を引き起こすことがある。また，菌体が血液中に侵入した場合，数時間から数日で死亡する劇症型の**壊死性筋膜炎**を起こすことがある。

❹その他のビブリオ

ビブリオ ミミカス（*V. mimicus*），ビブリオ フルビアリス（*V. fluvialis*），ビブリオ ファーニシ（*V. furnissii*）は海水および魚介類に広く分布し，食中毒や下痢症を引き起こす。ビブリオ アルギノリティカス（*V. alginolyticus*）は海水に分布しているが，腸炎を起こすことはまれであり，ヒトの中耳炎や創傷感染を引き起こすことがある。

3 | パスツレラ属（Genus *Pasteurella*）

パスツレラ ムルトシダ（*Pasteurella multocida*）はヒトや動物の**パスツレラ症**の原因菌である。本菌は哺乳類や鳥類の口腔，気道に常在していることから，イヌやネコなどによる咬傷やひっかき傷から感染する。発症すると呼吸器症状や蜂窩織炎，敗血症を引き起こすこともある。**人獣（畜）共通感染症**である。

4 | バルトネラ属（Genus *Bartonella*）

バルトネラ ヘンセレ（*Bartonella henselae*）は，**ネコひっかき病**の病原体である。ネコノミによって媒介され，ネコが不顕性感染していることが多い。**人獣（畜）共通感染症**である。

E ブドウ糖非発酵性グラム陰性桿菌

無酸素条件（嫌気性）ではブドウ糖を分解しない細菌をブドウ糖非発酵性菌とよぶ。

1. シュードモナス属（Genus *Pseudomonas*）

1 | 緑膿菌（*Pseudomonas aeruginosa*）

■特徴

土壌，水，汚水に広く分布しており，病院内・施設内の水場，洗面台，シンクのたまり水などの湿潤環境に生息し，ヒトの腸管内にも常在していることもある。色素としてピオシアニン（緑色色素），フルオレスシン（蛍光色素），メラニン（黒褐色），ピオルビン（ワインレッド色）を産生する。色素非産生株も存在する。感染部位に緑色の膿が生じることから緑膿菌と名付けられた。

I 細菌　113

▶病原性と疾患

弱毒菌であり，**日和見感染症**の原因菌である。易感染性宿主に感染し，各種感染症（敗血症，呼吸器感染症，尿路感染症，創傷感染症，術後感染症）を引き起こす。各種抗菌薬に耐性を示し，難治性となりやすい。**バイオフィルム**とよばれる菌の集合体を形成し，抗菌薬や消毒薬に抵抗性を示すことから，医療関連感染対策上重要な菌種である。

▶問題となる耐性菌

メタロβ-ラクタマーゼ産生によるカルバペネム系抗菌薬耐性を示す緑膿菌が認められている。カルバペネム系抗菌薬：イミペネム（imipenem），アミノ配糖体系抗菌薬：アミカシン（amikacin），キノロン系抗菌薬：シプロフロキサシン（ciprofloxacin）の3系統の抗菌薬に耐性を示す緑膿菌を**多剤耐性緑膿菌**（multidrug-resistant *Pseudomonas aeruginosa*：**MDRP**）とよぶ。これらの多剤耐性緑膿菌による感染症（**薬剤耐性緑膿菌感染症**）は，五類感染症に分類されている。

2. アシネトバクター属 (Genus *Acinetobacter*)

1 アシネトバクター バウマニ（*Acinetobacter baumannii*）

▶特徴

土壌や水系など広く自然界に生息する環境菌である。水回りなど湿潤環境に生息する。本菌は環境中で**長期間生存**することが知られており，乾燥した環境でも数週間にわたり生存する。健常人の皮膚からも分離されることがある。アシネトバクターには多くの種類があり，ヒトの感染症例からは，アシネトバクター バウマニが高頻度に分離される。

▶病原性と疾患

弱毒菌であるが，基礎疾患を有している患者など易感染患者や，人工呼吸器や人工カテーテルを挿入されている患者で，呼吸器感染，尿路感染，手術部位感染などを起こす。

▶問題となる耐性菌

多剤耐性アシネトバクター（multidrug-resistant *Acinetobacter*：**MDRA**）は，MDRPと同様に，カルバペネム系抗菌薬，キノロン系抗菌薬，アミノ配糖体系抗菌薬の3系統に対して耐性をもつ多剤耐性菌で，耐性機構も同様である。

MDRAによる病院感染例が日本において散発的に発生しており，これらの多剤耐性アシネトバクターによる感染症（**薬剤耐性アシネトバクター感染症**）は，五類感染症に分類されている。

3. バークホルデリア属 (Genus *Burkholderia*)

1 バークホルデリア セパシア（*Burkholderia cepacia*）

自然界に広く分布している植物の病原菌で，ヒトの生活環境（湿潤環境）にも生息する。

易感染患者に呼吸器感染や血流感染を起こす。各種抗菌薬や消毒薬に抵抗性を示すことから，医療関連感染対策上重要な菌種である。

F そのほかのグラム陰性桿菌

1. レジオネラ属（Genus *Legionella*）

1 レジオネラ ニューモフィラ（*Legionella pneumophila*）

■ 特徴

　グラム陰性の短桿菌である。細胞内増殖菌で，アメーバ類などの原生動物内で増殖する（細胞内寄生性，表7-4）。レジオネラは自然界の土壌に生息し，湿った土壌や淡水（河川，湖沼）などの環境に分布する。土埃などと共にクーリングタワー（空調冷却塔）の水，水景施設（噴水など）に運ばれ，そこに生息する原虫類（アメーバ）の細胞内で増殖する。比較的熱に強く，50〜60℃でも生存することから，循環式浴水（温泉など），温水シャワーなどを介して感染することがある。

■ 病原性と疾患

　レジオネラによって汚染された水のエアロゾルを吸入することにより感染する。高齢者や新生児および感染抵抗力の低下しているヒトには注意が必要である。ヒトからヒトへの感染はない。レジオネラが原因で起こる疾患が**レジオネラ症**で，肺炎型（**レジオネラ肺炎**）と感冒様の熱性疾患である**ポンティアック熱**がある。

■ 対策と治療

　レジオネラ感染対策は，エアロゾルを発生させないこと，吸い込まないようにすることが重要で，エアロゾルが発生する可能性がある装置，施設・設備の管理（点検・清掃・消毒）を徹底する。患者が発生した場合は装置の清掃と消毒が必要である。**細胞内寄生性**であることから，ヒトの細胞内に移行しにくいβ-ラクタム系抗菌薬は無効である。細胞内に移行性の良いキノロン系抗菌薬やマクロライド系抗菌薬が使用される。

表7-4 各種細菌の細胞壁の有無と細胞内寄生性

	細胞壁	細胞内寄生性
一般細菌	有	－
レジオネラ	有	○
マイコプラズマ	無	－
リケッチア	有	○
クラミジア	有	○

I　細菌　　115

2. カンピロバクター属 (Genus *Campylobacter*)

■ **特徴**

らせん状 (図7-6) の微好気性菌で，酸素が 5 ～ 15% の条件下で発育する。主な菌種として，カンピロバクター ジェジュニ / コリ (*Campylobacter jejuni / coli*)，カンピロバクター フィータス (*Campylobacter fetus*) などがある。

カンピロバクター ジェジュニ / コリは，家畜，鳥類，イヌ，ネコなどの腸管内に広く分布し，汚染された水や食品を介して経口感染，接触感染する。日本では加熱不十分な鳥肉やまな板などの調理器具の 2 次汚染が原因で感染することが多い。カンピロバクター フィータスは家畜の流産の原因菌であるが，まれにヒトにも感染する。

■ **病原性と疾患**

カンピロバクター ジェジュニ / コリは，少量の菌量で感染が成立し，日本で多くみられる**食中毒**（感染型）の原因菌である。潜伏期は 3 ～ 5 日で，発熱，腹痛，下痢，血便がみられるが，2 ～ 5 日で回復することが多い。自然軽快することが多く，補液と食事療法で大部分は治癒する。カンピロバクター フィータスは新生児などに，髄膜炎，心内膜炎，敗血症，関節炎などを引き起こす。

3. ヘリコバクター属 (Genus *Helicobacter*)

1 ヘリコバクター ピロリ (*Helicobacter pylori*)

らせん状の微好気性菌で，**胃炎，胃潰瘍，十二指腸潰瘍**の原因菌とされている。強い**ウレアーゼ活性**を有するため，胃の中の尿素を分解し，アンモニアを生成することで胃酸を中和することにより，強い酸性下である胃の中においても生息することができる。一部のヒトの胃粘膜，十二指腸潰瘍患者の胃生検材料から検出される。**胃がん**との関連性が報告さ

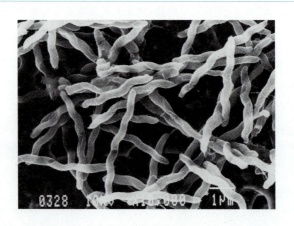

図7-6 カンピロバクター ジェジュニ

れていることから，積極的な除菌が推奨されている。除菌治療には，抗菌薬（アモキシシリン，クラリスロマイシン，メトロニダゾールなど）と胃酸分泌抑制薬（プロトンポンプ阻害薬）の併用が行われる。

4. ボルデテラ属 (Genus *Bordetella*)

1 百日咳菌 (*Bordetella pertussis*)

■特徴

ヒトの**百日咳**の原因菌である。主に小児の疾患である。日本において，若年層から成人による散発的なアウトブレイクがみられ，ワクチンの未接種や効果の減弱が要因と考えられている。

■病原性と疾患

飛沫感染による感染で，痙攣性の発作咳を起こす。感染後は終生免疫が得られるが，母体からの免疫は受けないため，乳児でも感染し，死亡率が高い。患者の隔離，百日咳ワクチンの接種が有効である。百日咳は**五類感染症**に分類されている。

5. フランシセラ属 (Genus *Francisella*)

1 野兎病菌 (*Francisella tularensis*)

野兎病の原因菌であり，ウサギやリスなどにも感染する**人獣（畜）共通感染症**である。感染した動物の肉の摂食，節足動物（マダニ，アブなど）の刺咬により感染する。四類感染症に分類されている。

6. コクシエラ属 (Genus *Coxiella*)

1 コクシエラ バーネッティイ (*Coxiella burnetii*)

■特徴

古くはリケッチアに分類されていたが，現在はグラム陰性細菌に分類されている。

■病原性と疾患

人獣（畜）共通感染症である**Q熱**の原因となる。ヤギやウシなどの家畜やペットなどの動物が保菌しており，糞などの排泄物・分泌物から感染する。感染力が強く，感染者から飛沫感染・経口感染することがある。潜伏期が長く，急性Q熱では10〜30日，慢性Q熱では数か月〜数年である。

7. バクテロイデス属 (Genus *Bacteroides*)

嫌気性菌で，ヒトや動物の腸管内に生息する主要な腸内細菌の一つである。バクテロイ

I 細菌　117

デス フラジリス（*Bacteroides fragilis*）は臨床材料から高頻度に分離される菌種であり，軟部組織感染症や胆道感染，腹膜炎など下部消化管感染症を引き起こす。本属に含まれる菌種の多くは*β*-ラクタマーゼを産生し，バクテロイデス フラジリスはカルバペネム系抗菌薬を加水分解する**メタロ*β*-ラクタマーゼ**を産生する菌株が検出されている。

8. プレボテラ属（Genus *Prevotella*）/ ポルフィロモナス属（Genus *Porphyromonas*）

嫌気性菌で主に口腔内や腟に生息し，**歯性感染症**や**性器感染症**などから分離される。特にプレボテラ ビビア（*Prevotella bivia*）は細菌性腟症患者の腟からの分離率が高い。プレボテラ属の多くは*β*-**ラクタマーゼ**を産生する。プレボテラ インターメディア（*Prevotella intermedia*），プレボテラ メラニノゲニカ（*Prevotella melaninogenica*），ポルフィロモナス ジンジバリス（*Porphylomonas gingivalis*）などは，**歯周病**との強い関連性があるといわれている。口腔レンサ球菌と混合感染することがあり，**誤嚥性肺炎**の原因菌である。

9. フゾバクテリウム属（Genus *Fusobacterium*）

嫌気性菌で，フゾバクテリウム ヌクレアタム（*Fusobacterium nucleatum*）は口腔や腟に生息し，**歯周病**との関連性があるとされている。フゾバクテリウム ネクロフォルム（*Fusobacterium necrophorum*）は耳鼻咽喉科感染症や肺胸膜感染症を起こす。フゾバクテリウム モルティフェラム（*Fusobacterium mortiferum*），フゾバクテリウム バリウム（*Fusobacterium varium*）は下部消化管に生息し，腹腔内感染症を引き起こす。

Ⓖ 抗酸菌（acid-fast bacterium）

抗酸性とは，一度染色されると，塩酸やアルコールで処理しても容易に脱色されない性質をいう。細胞壁に多量の**脂質**（**ミコール酸**）を有する菌に認められる。ヒトに病原性のある抗酸菌は結核菌群，非結核性抗酸菌群，らい菌である。

1. 結核菌（*Mycobacterium tuberculosis*）

■特徴

結核菌はグラム陽性に分類される桿菌であるが，グラム染色では染まりにくく，抗酸菌の染色法である**チール-ネルゼン染色**で赤色に染まる。その他，**蛍光染色法**も用いられ暗視野で観察する。偏性好気性で発育が遅く，固形培地（小川培地）では，集落を認めるまでに2〜4週間を必要とする。

結核は世界的にも重要な感染症の一つである。日本においてもかつては国民病といわれていたが，生活水準の向上，医療の進歩により罹患率は減少し，2021（令和3）年の統計で年間新規患者数が世界保健機構（WHO）による低まん延国の基準（人口10万人当たり10人未満）を満たし，低まん延国となった。しかし，先進国のなかではいまだ罹患率は高い

状況にあり，医療機関や教育施設（学校，学習塾）などで散発的に結核の集団感染が発生している。結核は感染症法において**二類感染症**に分類される。

■ **病原性と疾患**

結核は肺，骨，腎臓，皮膚，リンパ節，腸などの各種臓器に結核症を発症させる慢性感染症である。肺が主な病巣であるが，宿主免疫能が低下すると，さらに多臓器へ拡大し，全身感染症となる。特に免疫能が低下した患者では，血流感染による**粟粒結核**を起こし，予後が不良である。

排菌している結核患者の咳やくしゃみから，飛沫核を吸入することで**空気感染**するが，感染しても必ず発症するのではなく，免疫力により増殖が抑えられている間は，体内で長期にわたり潜伏し休眠（保菌）状態となる。しかし，感染成立後，数年から数十年経過後に，加齢や免疫抑制剤投与，AIDSなど免疫能が低下することにより発症することがある（図7-7）。

■ **診断**

臨床所見や胸部X線写真，**ツベルクリン反応**などから結核が疑われた場合，喀痰を採取し，**塗抹鏡見検査**（チール・ネルゼン染色法，蛍光染色法）と培養検査を行い，確定診断を行う。塗抹鏡見検査による排菌量が感染指標となる（表7-5）。小川培地や液体培地を用いた培養検

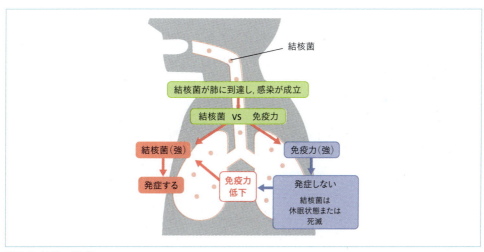

図7-7 結核の発症

表7-5 抗酸菌塗抹鏡検における検出菌数記載法

記載法	蛍光法（200倍）	チール・ネルゼン法（1000倍）	
	菌数	ガフキー号数	菌数
-	0/30 視野	G0	0/300 視野
±	1〜2/30 視野	G1	1〜2/300 視野
1+	1〜19/10 視野	G2	1〜9/100 視野
2+	>20/10 視野	G5	>10/100 視野
3+	>100/1 視野	G9	>10/1 視野

出典／日本結核・非結核性抗酸菌症学会編：抗酸菌検査ガイド2020，p36，南江堂，2020を参考に作成．

I 細菌

査は，発育までに時間がかかることから，**遺伝学的診断法**（PCR法など）と組み合わせて検査を実施する。

　従来から，免疫学的診断法としてツベルクリン反応が用いられてきたが，結核菌に感染後1～2か月経過でなければ反応が陽性にならないことや，過去のBCGワクチン接種の影響（偽陽性）を受けるなどの問題点から，現在では，結核菌感染の特異的な診断法である**クオンティフェロン**（QFT）や**T-SPOT**が用いられており，接触者健診などで利用されている。

■予防と感染対策

　結核の予防接種は弱毒生菌ワクチンであるBCGワクチン（ウシ型結核菌）を生後1年までに1回接種する。

　結核が疑われる患者は，個室隔離や専用病棟での管理が必要であり，患者はサージカルマスクを着用，ケアをする医療従事者はN95マスクの着用による空気感染対策を講じる。また，結核菌はほかの細菌に比べ熱や消毒薬抵抗性が強いことから，適正な消毒薬の選択と使用が重要である。

■治療

　抗結核薬には，イソニアジド（INH），リファンピシン（RFP），ピラジナミド（PZA），ストレプトマイシン（SM），エタンブトール（EB）などがある。治療は薬剤耐性菌の発現を防ぐため，併用療法が用いられている。結核の再発および薬剤耐性化を予防するためにも治療の完遂が求められる。症状が落ち着き，患者の自己判断で服薬をやめてしまうことや，飲み忘れることがないように，結核の治療には**直接服薬確認法**（directly observed treatment short course；**DOTS**）が実施されている。

■問題となる耐性菌

　イソニアジドとリファンピシン両方に耐性を示す**多剤耐性結核菌**（MDRTB）のほか，ほとんどの抗結核薬に耐性を示す**超多剤耐性結核菌**（XDRTB）が認められている。過去に結核の治療歴がある患者は，一度も治療歴がない患者と比べ多剤耐性結核菌による症例の割合が高い。

　感染症法において，多剤耐性結核菌は三種病原体等，その他の結核菌は四種病原体等に分類される。

2. 非結核性抗酸菌群（non-tuberculosis mycobacteria：NTM）

　結核菌以外の抗酸菌で，ヒトに日和見感染症を引き起こす。水や土などの環境中に存在し，環境中の菌を取り込むことで感染が成立すると考えられている。ヒトからヒトへの感染は起こさないとされるため，患者の隔離は不要である。主な菌種として，マイコバクテリウム アビウム（*Mycobacterium avium*），マイコバクテリウム イントラセルラー（*Mycobacterium intracellulare*），マイコバクテリウム カンサシー（*Mycobacterium kansasii*）などがある。*M. avium*と*M. intracellulare*を総称して**MAC**（*Mycobacterium avium-*

intracellulare complex）とよんでいる。MAC は日本で分離される非結核性抗酸菌の半数以上を占める。MAC は主に**肺非結核性抗酸菌症**（肺 **NTM** 症）を起こし，近年日本における罹患率が高くなっていることから，注意が必要な感染症である。

3. らい菌（*Mycobacterium leprae*）

ハンセン病（らい）の病原体である。結核菌と同様の抗酸菌であるが，人工培地では発育しない。ハンセン病は結節型と非結節型に区別されるが，結節型の病巣から菌が検出される。患者の鼻汁や潰瘍分泌物などの菌が含まれる粘液に濃厚接触することにより感染する。現在，日本では感染源となる患者はほとんどいない。

H スピロヘータ

グラム陰性のラセン菌で，ヒトに病原性のあるのは，トレポネーマ属，ボレリア属，レプトスピラ属である。

1. トレポネーマ属（Genus *Treponema*）

1 梅毒トレポネーマ（*Treponema pallidum*）

■特徴

ヒトの**梅毒**の病原体である。日本では 2021 年以降，20 歳代の女性を中心に急速に増加している。

■病原性と疾患

感染者との粘膜の接触を伴う**性行為**により感染する**後天梅毒**（性感染症，STI）と，梅毒に感染している妊婦から胎盤を通して胎児に**垂直感染**する**先天梅毒**がある。また，梅毒患者からの輸血や授乳によっても感染する。

後天梅毒は病期によって 3 期に分類され（**表7-6**），そのうち第 1 期，第 2 期を早期梅毒という。また，第 1 期，2 期の症状を経ずに，**潜伏梅毒**に移行することがある。

表7-6 梅毒の臨床病態および病期

病期	時期	病態
第1期	感染から約 3 か月	感染後，2〜3 週間程度の潜伏期の後，感染局所に硬結が生じ，その後，硬結の中央部に潰瘍が生じる（硬性下疳）。
第2期	約 3 か月から約 2 年	治療が行われなかった場合，菌が血流を通じて全身に広がる。皮膚の粘膜の発疹（バラ疹）など梅毒性変化が生じる。
第3期	約 2 年以降	感染後，約 2〜3 年で，皮膚の潰瘍，骨や内臓に病変が生じる。ゴムのような大小の腫瘍（ゴム腫）が現れる。さらに進行した場合，脳，脊髄，神経を侵され，死亡に至ることがある。

Ⅰ 細菌　121

■ **診断と治療**

　培養ができないことから，診断法としてワッセルマン反応（補体結合反応），血球凝集反応（TPHA），蛍光抗体吸収反応（FTA-ABS）などが用いられる。また，遺伝学的診断法（PCR法）も用いられている。治療には経口抗菌薬であるアモキシシリンが用いられてきたが，2022年より注射薬であるベンジルペニシリンベンザチンも使用されている。

2. ボレリア属（Genus *Borrelia*）

　回帰熱ボレリア（*Borrelia recurrentis*）はシラミやダニなどによって媒介され，**回帰熱**を発症する。**ライム病ボレリア**（*Borrelia burgdorferi*）は，マダニにより媒介される**ライム病**の原因菌でいずれも四類感染症に分類されている。両者ともにギムザ染色で染まるが，検査室での培養は困難である。

3. レプトスピラ属（Genus *Leptospira*）

　ワイル病（黄疸出血性レプトスピラ症）の原因菌である。レプトスピラ インタロガンス（*Leptospira interrogans*）が代表的病原菌であり，ネズミやイヌなどの保菌動物の排泄物により汚染された水や土壌に接触して経皮・経口的に感染する。感染後，本菌は血中に入り菌血症を起こし，後に腎臓に留まり，尿から排泄される。治療にはペニシリン系抗菌薬やテトラサイクリン系抗菌薬などが有効とされている。

マイコプラズマ属（Genus *Mycoplasma*）
ウレアプラズマ属（Genus *Ureaplasma*）

　マイコプラズマおよびウレアプラズマは，自身で増殖できる最も小さい細菌（約0.2μm）で，濾過除菌フィルター（孔径0.22μmまたは0.45μm）を通過する。細胞壁をもたないことから，細胞壁合成阻害薬であるβ-ラクタム系抗菌薬は無効である（**表7-4**）。

1. 肺炎マイコプラズマ（*Mycoplasma pneumoniae*）

　原発性異型肺炎（**マイコプラズマ肺炎**）の病原体で，小児，若年成人の市中肺炎としての頻度が高い。患者の咳からの飛沫感染が感染経路で，**集団感染**を起こすことがある。潜伏期は2～3週間である。発育が遅く培養に時間がかかることから，診断には遺伝学的診断法（PCR法など）や免疫学的診断法が用いられる。細胞壁をもたないことから，β-ラクタム系抗菌薬は無効で，エリスロマイシン，テトラサイクリン，キノロン系抗菌薬などが治療に用いられる。

2. マイコプラズマ ジェニタリウム（*Mycoplasma genitalium*）

　尿道や腟に感染し，性感染症（STI）の原因菌である。非淋菌性尿道炎などを引き起こす。

122　　第7章　微生物と感染症

発育が遅く培養に4週間以上を要する遅発育性マイコプラズマである。これまで治療に有効であったマクロライド系抗菌薬（アジスロマイシン）に対する耐性化が国内外で問題となっている。

3. ウレアプラズマ ウレアリチカム（*Ureaplasma urealyticum*）

尿道，外陰部に常在し，ウレアーゼを産生する。非淋菌性尿道炎などSTIの原因菌とされてきたが，現在，非クラミジア性非淋菌性尿道炎に関連する菌として重要視されている。

J リケッチア（Rickettsia）

■特徴
リケッチアは，マイコプラズマ，クラミジアに次いで小さい細菌であり，**偏性細胞内寄生性***である。節足動物の腸管に寄生し，ダニ，ノミ，シラミなどに媒介される。**人獣（畜）共通感染症**の原因菌である。人工培地には発育しない。

■病原性と疾患
主なリケッチア感染症として，つつが虫病，発疹チフス，発疹熱および紅斑熱の4種があり，いずれも感染症法では四類感染症に分類されている。

■診断と治療
診断には遺伝学的診断法（PCR法など）や間接蛍光抗体法（IFA），免疫ペルオキシダーゼ法（IP）などを用いる。治療にはテトラサイクリン，クロラムフェニコール，キノロン系抗菌薬などが有効である。リケッチアは細胞壁をもつが，偏性細胞内寄生性の細菌であるため，ヒトの細胞内へ移行しにくいβ-ラクタム系抗菌薬は無効である（表7-4）。

1. つつが虫病リケッチア（*Orientia tsutsugamushi*）

つつが虫病リケッチアは，日本で古くから知られている**つつが虫病**の原因菌である。つつが虫病は，感染ダニ幼虫（ツツガムシ）の刺咬による経皮感染で起こる。ヒトからヒトへの感染はみられない。

2. 発疹チフスリケッチア（*Rickettsia prowazekii*）

発疹チフスの病原体で，感染シラミ（コロモジラミ）の刺咬による経皮感染で起こる。症状は頭痛，悪寒，突然の発熱，発疹がみられる。ヒトからヒトへ感染する。

---

* **偏性細胞内寄生性**：自己増殖力をもたないため，生きた細胞に寄生し，その細胞内でのみ増殖する。細胞外では増殖することができない。

I 細菌

3. 発疹熱リケッチア（*Rickettsia typhi*）

ネズミノミを介してヒトに感染し，**発疹熱**を発症する。ネズミノミの刺咬による経皮感染で起こるが，ノミの糞などを吸引することでも感染する。近年，日本国内での発生はまれである。症状は頭痛，発熱，発疹がみられる。ヒトからヒトへの感染はみられない。

4. 紅斑熱リケッチア（*Rickettsia rickettsii*）

マダニ，イヌダニによって媒介される。北米大陸でみられる**ロッキー紅斑熱**の病原体であり，ネズミやイヌなどの動物からヒトに感染する。日本では**日本紅斑熱**（*Rickettia japonica*）とよばれている。感染マダニの刺咬により感染し，ヒトからヒトへの感染はない。症状は高熱，発疹，刺し口が3徴候である。

K クラミジア（Chlamydia）

■特徴

グラム陰性の球菌状である。**偏性細胞内寄生性**であることから，増殖には生きた細胞が必要である。クラミジアは，クラミジア属（Genus *Chlamydia*）とクラミドフィラ属（Genus *Chlamydophila*）に再編成され，クラミジア属にはクラミジア トラコマチス（*Chlamydia trachomatis*）が，クラミドフィラ属には肺炎クラミドフィラ（*Chlamydophila pneumoniae*），オウム病クラミドフィラ（*Chlamydophila psittaci*）がある。

■病原性と疾患

クラミジア感染症には，性器クラミジア感染症，クラミジア肺炎，オウム病などがある。

■治療

治療には，クラリスロマイシン，ミノサイクリン，キノロン系抗菌薬が有効である。クラミジアは細胞壁をもつが，偏性細胞内寄生性の細菌であるため，ヒトの細胞内へ移行しにくいβ-ラクタム系抗菌薬は無効である（表7-4）。

1. クラミジア属（Genus *Chlamydia*）

1 クラミジア トラコマチス（*Chlamydia trachomatis*）

性器クラミジア感染症，トラコーマ（眼疾患）の原因菌である。性器クラミジア感染症は性行為により生殖器に感染する，日本で最も多い性感染症（STI）である。

男性は非淋菌性尿道炎として発症し，尿道からの分泌物，排尿痛がみられる。女性では子宮頸管炎として発症するが，症状がないことが多い。衛生状態が悪い地域で流行がみられる。手指や汚染されたタオルなどから眼に感染する。また，母親からの産道感染により，児が結膜炎や新生児肺炎を引き起こすことがある。

2. クラミドフィラ属（Genus *Chlamydophila*）

1 肺炎クラミドフィラ（*Chlamydophila pneumoniae*）

感染者の咳やくしゃみから**飛沫感染**する。市中感染の病原菌で比較的高い割合を占め，医療関連施設での集団感染を引き起こすことがある。呼吸器感染症以外に動脈硬化症などの循環器疾患との関連性が疑われている。

2 オウム病クラミドフィラ（*Chlamydia psittaci*）

オウム，ハト，インコなどの鳥類に感染し，ヒトに**オウム病**を引き起こす**人獣（畜）共通感染症**の原因菌である。感染している鳥類の排泄物の吸入や餌の口移しなどにより感染し，肺炎を起こす。間質性肺炎を起こすことが多く，重症化し，死に至ることがある。病原性が強いので注意が必要である。

II 真菌

真菌は，カビ，酵母，キノコ類などを含み，細菌と異なった性質をもつ一群の微生物 (表7-7) で，生活環境に広く分布している。真菌は，原核生物である細菌と異なり，**真核生物**の一つである。核は核膜で包まれ，細胞壁を有する。

また，細菌の細胞壁のペプチドグリカンとは異なり，真菌の細胞壁はキチン，グルカン，マンナンなどから構成されている。

A 真菌の形態

真菌の形態は，菌種により特徴的であり，診断検査における分類上，重要である。

真菌は，基本構造が単細胞から成る**酵母**（yeast）と，**菌糸体**から構成され，胞子をつくる多細胞あるいは多形性の**糸状菌**（molds）やキノコから成る (図7-8)。また，一部の真菌は，

表7-7 真菌と細菌の違い

	真菌	細菌
生物	真核生物（eukaryotes）	原核生物（prokaryotes）
大きさ	$20 \sim 25\ \mu m$	$0.5 \sim 10\ \mu m$
核膜の有無	有	無
ミトコンドリア	有	無
小胞体	有	無
リボソーム	80s	70s
細胞壁	キチン，グルカン，マンナン	ペプチドグリカン

II 真菌

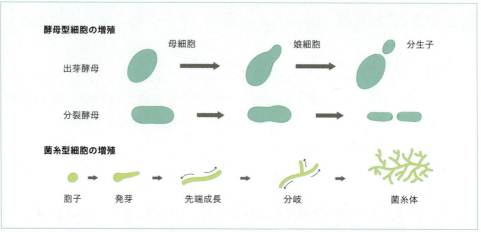

図7-8 真菌の増殖

培養条件や環境により菌糸形から酵母形に可逆的に変化する二形性真菌（Dimorphic fungi）である。

スポロトリックス シェンキー（*Sporothrix schenckii*），ヒストプラズマ カプスラツム（*Histoplasma capsulatum*），コクシジオイデス イミチス（*Coccidioides immitis*）などが知られている。

B 真菌感染症（真菌症）

真菌によって引き起こされる感染症を**真菌症**という。真菌症は，感染する部位により**表在性真菌症**（superficial mycosis）と**深在性真菌症**（deep-seated mycosis）に分類される。

▶ **表在性真菌症** 皮膚および毛・爪などに感染するもので，皮膚糸状菌による白癬（頭部白癬，たむし，足白癬など）や，カンジダによる皮膚カンジダ症，腟カンジダ症などがある。

▶ **深在性真菌症** 皮下組織から深部臓器が感染し，症状は重篤である。クリプトコックス性髄膜炎，肺アスペルギルス症，ニューモシスチス肺炎，ムーコル症などがある。コクシジオイデス症は，四類感染症に分類されている。

深在性真菌症は，治療の遅れが予後に大きな影響を及ぼす可能性があることから，早期診断が重要であり，（1→3）-β-D-グルカンなどの血清を用いた真菌マーカーや胸部CT検査などの画像検査，遺伝学的診断法（PCR法など）などが用いられる。

1 酵母様真菌

❶ カンジダ属（Genus *Candida*）

■ **特徴**

ヒトの口腔，腸管，腟などに常在しており，臨床材料から高頻度で検出される真菌である。

■ **病原性**

　易感染性宿主における日和見感染，抗菌薬の長期投与が行われた患者において**菌交代(症)現象**を起こす。感染部位により皮膚カンジダ症，口腔カンジダ症，カンジダ性腟炎などの表在性カンジダ症，肺カンジダ症，腸管カンジダ症，全身性カンジダ症（血流感染など）などの深在性カンジダ症がある。

　代表的な菌種としてカンジダ アルビカンス（*Candida albicans*）があげられ（図7-9），カンジダ腟炎，口腔カンジダ症の原因菌である。その他の菌種として，カンジダ グラブラータ（*Candida glabrata*），カンジダ トロピカリス（*Candida tropicalis*），カンジダ パラプシローシス（*Candida parapsilosis*）などがある。

■ **問題となる耐性菌**

　真菌性新興感染症として，2016年に，CDC（米国疾病管理予防センター）は**カンジダ アウリス**（***Candida auris***）を監視するよう警告を発した。カンジダ アウリスはフルコナゾールを含む複数の抗真菌薬に対して耐性を示すこと，さらに全身性感染症においては致死率が高いことから注意が必要な耐性菌である。

❷ **クリプトコックス属**（Genus *Cryptococcus*）

■ **特徴**

　クリプトコックス ネオフォルマンス（*Cryptococcus neoformans*）は，**莢膜**をもつのが特徴である。自然界に広く分布し，鳥類の糞，特にハトの糞の中に存在し，それが乾燥して空気中に浮遊したものを吸入することにより感染する。

　本菌の診断検査法として，莢膜を観察する**墨汁染色法**があり，髄液中のクリプトコックス属の直接検出に用いられる。

■ **病原性**

　健常人の場合，不顕性感染となるが，易感染性宿主にはクリプトコックス症を起こすことがある。AIDSなど免疫能が低下した患者に，**肺クリプトコックス症**や**髄膜炎**など日和見感染症を引き起こす。肺感染症が最も多くみられるが，呼吸器などの感染部位から中枢神経系あるいは全身性に播種した例を**播種性クリプトコックス症**とよぶ。

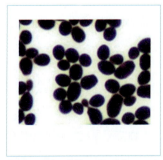

図7-9 カンジダ アルビカンスのグラム染色像

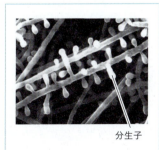

図7-10 白癬菌の分生子

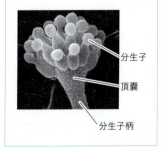

図7-11 アスペルギルスの頂囊と分生子

2 | 糸状様真菌

❶ 皮膚糸状菌（Dermatophyte）

■ 特徴

　寒天培地上に発育した真菌の集落を顕微鏡で観察すると，植物のような形状（枝・葉・実）が確認できる（図7-10）。菌糸から出た柄の先に生じる胞子を**分生子**とよび，この形態により白癬菌（*Trichophyton*），小胞子菌（*Microsporum*），表皮菌（*Epidermophyton*）の3菌属に分けられる。皮膚糸状菌はヒトや動物の表皮，陰部，爪，毛髪などに感染し炎症を起こす。いわゆる水虫（白癬）がこれらの主な真菌性である。

■ 病原性

　皮膚の角質化した部分を分解・利用し，皮膚の角質，毛髪，爪などに寄生して病変を起こす。白癬は特に温暖多湿の気候をもつ地域に多発し，日本は全人口の10%以上が罹患していると推定されている。接触によりヒトからヒトへ伝播することから，格闘技など身体を強く接触するスポーツでの集団感染や，共同で利用するマット・スリッパなどが感染の原因となる例が報告されている。

❷ アスペルギルス属（Genus *Aspergillus*）

■ 特徴

　空気中や土壌，穀物などに広く分布している。臨床でよくみられるのはアスペルギルスフミガタス（*Aspergillus fumigatus*）である。アスペルギルスは菌糸（分生子柄）の先端がフラスコ状に膨らんでおり，頂囊がみられる（図7-11）。

■ 病原性

　呼吸器感染症（**肺アスペルギルス症**）や耳鼻感染症（外耳道炎）を起こすことがある。日和見感染症の原因菌で，深在性真菌症の原因菌として分離頻度が高い。空気中に舞った本菌の胞子（分生子）を吸入することにより感染する。また，アレルギー性気管支アスペルギルス症を起こし，咳や呼吸困難などの症状がみられる。

❸ スポロトリックス属（Genus *Sporothrix*）

　スポロトリックス シェンキー（*Sporothrix schenckii*）は**スポロトリコーシス**の原因菌で**二形性真菌**である。土壌など自然界に広く分布しており，皮膚より侵入した菌が皮下組織，リンパ管に結節や潰瘍性病変を形成する。日本における深在性真菌症の原因菌として分離頻度が高い。

3 | その他の真菌と輸入感染症

❶ ムーコル類

　ムーコル症の原因菌で自然界に広く分布する。ムーコル類は白血病や免疫抑制薬投与中のAIDS患者など，免疫能の低下した入院患者で起こる日和見感染真菌である。感染部位として肺，副鼻腔，脳，皮膚などがあり，全身性の播種性感染症を引き起こすことがある。

エアコンなどのフィルターが本菌によって汚染され，排出された空気を吸入したことによる病院感染事例が報告されている。

❷ ニューモシスチス

ニューモシスチス イロベチ（*Pneumocystis jiroveci*）は**ニューモシスチス肺炎**の原因菌である。自然環境における分布は不明だが，空気中からも検出される。健常人の肺に不顕性感染していることがあり，白血病や AIDS をはじめとする免疫不全患者の合併症として難治性の肺炎を起こす。

❸ 輸入真菌症

■ 特徴

海外で感染し，国内に持ち込まれる真菌感染症である。輸入真菌症原因菌には，コクシジオイデス（*Coccidioides immitis*），パラコクシジオイデス（*Paracoccidioides*），ヒストプラスマ（*Histoplasma*），ブラストミセス（*Blastomyces*）などがある。コクシジオイデス症は**四類感染症**に分類されている。

■ 病原性

深在性真菌症として肺や全身感染を起こし，強病原性であることから，健常人にも感染することがある。

Ⅲ ウイルス

A ウイルスの特徴と分類

ウイルスは，極めて微小（およそ 20 ～ 300nm）で，必ず宿主（細胞）に寄生する（**偏性細胞内寄生性**）。細菌と異なり，細胞ではなく，基本的に遺伝情報をもつ**核酸**とそれを囲むたんぱく質の殻（**カプシド**）から成る。ウイルスの種類によっては**エンベロープ**とよばれる脂質の膜で殻が包まれている（図 7-12）。ウイルスは DNA または RNA のどちらか一方の核酸しかもたず **DNA ウイルス**と **RNA ウイルス**に分類される（表 7-8）。

細菌などの微生物は細胞が 2 分裂して増殖するのに対し，ウイルスは分裂による増殖はしない。ウイルスは，まず細胞のウイルス受容体に**吸着**し，宿主細胞内に侵入する。細胞内に侵入後，**脱殻**（解体）し，殻から放出された遺伝情報より核酸が**複製**される。これに加えて，**たんぱく質の合成**が細胞内で行われ，たんぱく質から殻が再構成される。そして，再度ウイルスが組み立てられ細胞外へ放出される（図 7-13）。

ウイルスの吸着には細胞に対する特異性，つまり感染し増殖する臓器・組織がおよそ決まっている（**臓器親和性**，表 7-9）。ウイルスの感染様式には，飛沫感染，空気感染，経口感染，接触感染，昆虫媒介感染などがあり，ウイルスの臓器親和性が大きく影響する。

Ⅲ ウイルス　129

表7-8 ウイルスの分類（核酸別）

科		エンベ ロープ	主なウイルス	主な感染症
DNAウイルス	ヘルペスウイルス科	＋	単純ヘルペスウイルス（HSV） 水痘・帯状疱疹ウイルス（VZV） サイトメガロウイルス（CMV） EB ウイルス（EBV）	性器ヘルペスウイルス感染症 水痘，帯状疱疹 サイトメガロウイルス感染症 伝染性単核症，バーキットリンパ腫
	ヘパドナウイルス科		B 型肝炎ウイルス（HBV）	ウイルス性肝炎（B型肝炎）
	ポックスウイルス科		痘そうウイルス エムポックスウイルス	痘そう（天然痘） エムポックス（サル痘）
	アデノウイルス科	－	アデノウイルス	咽頭結膜熱，流行性角結膜炎
	パピローマウイルス科		ヒトパピローマウイルス（HPV）	子宮頸がん，尖圭コンジローマ
	パルボウイルス科		ヒトパルボウイルス B19	伝染性紅斑
RNAウイルス	アレナウイルス科	＋	ラッサウイルス	ラッサ熱
	オルトミクソウイルス科		インフルエンザウイルス 鳥インフルエンザウイルス （H5N1，H7N9 など）	インフルエンザ 鳥インフルエンザ
	コロナウイルス科		SARS コロナウイルス MERS コロナウイルス SARS コロナウイルス 2 （新型コロナウイルス）	重症急性呼吸器症候群（SARS） 中東呼吸器症候群（MERS） 新型コロナウイルス感染症（COVID-19）
	パラミクソウイルス科		麻疹ウイルス ムンプスウイルス ヒトパラインフルエンザウイルス RS ウイルス ニパウイルス	麻疹 流行性耳下腺炎（ムンプス） 細気管支炎，仮性クループ RS ウイルス感染症（急性気道感染症） ニパウイルス感染症
	フィロウイルス科		エボラウイルス マールブルグウイルス	エボラ出血熱 マールブルグ病
	フラビウイルス科		日本脳炎ウイルス デングウイルス ジカウイルス 黄熱ウイルス C 型肝炎ウイルス ウエストナイルウイルス	日本脳炎 デング熱 ジカウイルス感染症 黄熱 ウイルス性肝炎（C型肝炎） ウエストナイル熱
	ブニヤウイルス科		クリミアコンゴ出血熱ウイルス ハンタウイルス SFTS ウイルス	クリミアコンゴ出血熱 ハンタウイルス肺症候群 重症熱性血小板減少症候群
	トガウイルス科		風疹ウイルス チクングニアウイルス	風疹 チクングニア熱
	ラブドウイルス科		狂犬病ウイルス	狂犬病
	レトロウイルス科		ヒト免疫不全ウイルス（HIV） ヒトTリンパ球向性ウイルス（HTLV）	後天性免疫不全症候群（AIDS） 成人 T 細胞白血病（ATL）
	カリシウイルス科	－	ノロウイルス サポウイルス	感染性胃腸炎 感染性胃腸炎
	ピコルナウイルス科		ポリオウイルス コクサッキーウイルス A 型肝炎ウイルス（HAV） エンテロウイルス	急性灰白髄炎（ポリオ） 手足口病，ヘルパンギーナ ウイルス性肝炎（A型肝炎） 急性出血性結膜炎
	ヘペウイルス科		E 型肝炎ウイルス（HEV）	ウイルス性肝炎（E型肝炎）
	レオウイルス科		ロタウイルス	感染性胃腸炎

＋：あり　　－：なし

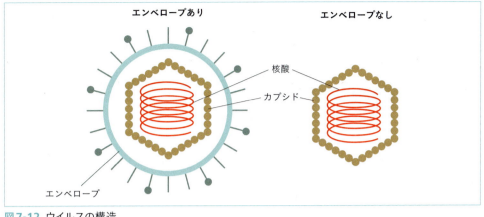

図7-12 ウイルスの構造

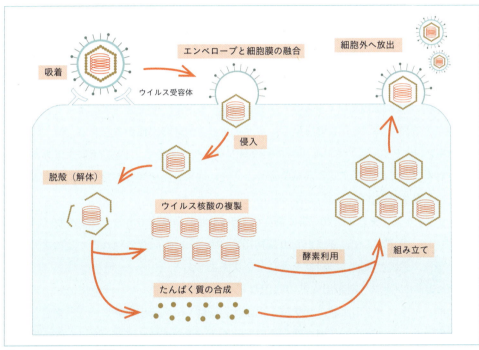

図7-13 ウイルスの増殖

表7-9 主要ウイルスの臓器親和性

臓器・組織	主要ウイルス
呼吸器系	SARS コロナウイルス，MERS コロナウイルス，インフルエンザウイルス，鳥インフルエンザウイルス，RS ウイルス，新型コロナウイルス
中枢神経系	ポリオウイルス，狂犬病ウイルス，日本脳炎ウイルス，ウエストナイルウイルス
血液系	ヒト免疫不全ウイルス（HIV），ヒト T 細胞白血病ウイルス（HTLV），SFTS ウイルス
胃腸系	ノロウイルス，ロタウイルス
肝系	A 型肝炎ウイルス，B 型肝炎ウイルス，C 型肝炎ウイルス，E 型肝炎ウイルス
角膜・結膜系	アデノウイルス，単純ヘルペスウイルス
皮膚系	痘そうウイルス，麻疹ウイルス，風疹ウイルス，単純ヘルペスウイルス，水痘・帯状疱疹ウイルス，エムポックスウイルス

B 主要ウイルスの概要

1. 発熱性疾患の原因ウイルス

1 出血性ウイルス

エボラウイルス，クリミア・コンゴ出血熱ウイルス，マールブルグウイルス，ラッサウイルス，南米出血熱ウイルスなどによる感染症は，いずれも感染症法で**一類感染症**に分類される。

▶ **エボラウイルス** **エボラ出血熱**の原因ウイルスである。必ずしも出血症状を伴わないことから，現在ではエボラウイルス病とよばれる。1976 年，スーダンとコンゴで同時期に初めて報告されてから，主にアフリカ中央部で発生していたが，2014 年にギニアでの集団発生を発端として，隣国のリベリア，シエラレオネなどの西アフリカ地域に流行が広がった。感染した動物または患者の血液や体液に触れることで感染する。致死率は高く，十分な治療法は確立されていない。

▶ **クリミア・コンゴ出血熱ウイルス** アフリカ一帯，中近東，中央アジア，インド，中国西部に分布する。マダニを介して感染し，重症化すると全身の出血がみられる。

▶ **マールブルグウイルス** マールブルグ病の原因ウイルスである。1967 年にウガンダから輸入されたアフリカミドリザルが感染源で，研究に従事した研究者が感染し，患者からの二次感染も発生した。

▶ **ラッサウイルス** 西アフリカ一帯に常在する**ラッサ熱**の病原体である。ラッサウイルスの自然宿主は，野ネズミで，かまれたり，排出物（尿，唾液），血液に触れることにより感染する。また，患者の血液，排泄物を介した 2 次感染もある。

▶ **南米出血熱ウイルス** 南米出血熱の原因ウイルスである。アルゼンチン出血熱，ボリビア出血熱，ベネズエラ出血熱，ブラジル出血熱を総称して南米出血熱という。南米各地のげっ歯類からヒトに感染し，出血性の疾患を起こす。主な感染経路は，ウイルスを保有したネズミの排泄物との接触である。

2 黄熱ウイルス

黄熱ウイルスは日本ではみられない。アフリカや南米,北米の一部の地方に分布し,ネッタイシマカによって媒介される。黄熱は，突然の発熱，頭痛，背部痛，嘔吐で発症する。出血傾向・黄疸を主徴とするウイルス性出血熱の一つである。

3 デングウイルス

デング熱・デング出血熱の原因ウイルスである。熱帯，亜熱帯地方に広く分布し，ネッタイシマカやヒトスジシマカにより媒介する。蚊の刺咬によりヒトへ感染し，極めて感染力

132 第 7 章 微生物と感染症

が強い。比較的予後が良いデング熱と重症型のデング出血熱がある。日本でも2014（平成26）年にデングウイルスによるデング熱が報告され，地球温暖化によるデングウイルスを媒介する蚊の生息域拡大が懸念されている。

4 ｜ SFTSウイルス

重症熱性血小板減少症候群（severe fever with thrombocytopenia syndrome：**SFTS**）の原因ウイルスである。東アジア（日本，中国，韓国）に分布し，主にSFTSウイルスを保有しているマダニに刺されることにより感染する。ウイルスに感染した動物（ネコ，イヌ）に咬まれたり，直接触れて感染した例も報告されている。日本では2013年1月にはじめて報告され，その後，患者が増加している。近年，マダニと動物によるウイルスの感染環が，ヒトの生活圏に拡大してきた可能性が指摘さている。

発熱，頭痛，下痢や嘔吐などの消化器症状，意識障害などを伴うことが多く，致死率は10～30％と極めて高い。有効性が確立された抗ウイルス薬はまだない。重症熱性血小板減少症候群は**四類感染症**に分類されている。

2. 呼吸器疾患の原因ウイルス

1 ｜ インフルエンザウイルス

核たんぱくと膜たんぱくの抗原性により，A，B，C型があるが，大規模な流行を起こすのはA型とB型である。A型の流行は世界全体で，B型は国内において冬季に流行する。また，ウイルス粒子表面に**赤血球凝集素**（hemagglutinin：HA）と**ノイラミニダーゼ**（neuraminidase；NA）の2種類のスパイク（突起物）をもつ（図7-14）。A型は，ヒト，トリ，ブタ，ウマに存在する。B型はヒトにのみ存在する。A型インフルエンザウイルスはHAは18種類（H1～H18），NAは11種類（N1～N11）知られ，これらの組み合わせで複数

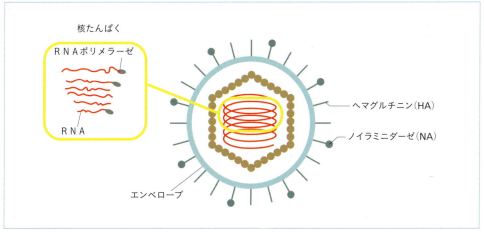

図7-14 インフルエンザウイルスの構造

の亜型が存在する。この HA 抗原や NA 抗原が異なる亜型に変化した変異ウイルスに対して，ヒトには免疫がないため，世界的大流行（パンデミック）を引き起こすことがある。パンデミックは過去数十年に一度起きているが，人類史上最大とされるのが 20 世紀初頭にみられたパンデミック（スペインかぜ）で，全世界で約 4,000 万人が死亡し，日本でも約 39 万人が死亡したといわれている。2009 年にはインフルエンザ A（H1N1）pdm09 の流行が起こり，全世界で約 28 万人が死亡した。

　感染経路は主に飛沫感染や接触感染であり，1 ～ 2 日の比較的短い潜伏期間を経て発症し，高熱，頭痛，筋肉痛などの全身症状を示す。乳幼児，高齢者では重篤な肺炎を引き起こし，死亡することがある。

2 鳥インフルエンザウイルス

　H5N1（や **H7N9**）のトリ型の遺伝子をもつ A 型インフルエンザウイルスを**鳥インフルエンザウイルス**という。ニワトリやカモ，アヒルなどに感染するインフルエンザで，特に，H5 あるいは H7 は，ニワトリに対して強い病原性をもつことが知られている。トリからヒトへの感染が認められており，さらにヒトからヒトへの感染例はあるものの，その感染効率は極めて低い。ヒトへの感染においては，ほかの抗原型と比較し**臓器親和性**が高く，肺や肝臓，腎臓など多くの臓器に感染し，多臓器障害を起こすことから致死率が高い。

　インフルエンザの治療にはノイラミニダーゼ阻害薬であるオセルタミビル（タミフル®：経口），ザナミビル（リレンザ®：吸入）などの抗インフルエンザ薬が用いられる。これらの薬剤を適切な時期（**発症から 48 時間以内**）に開始することで，発熱期間が短縮され，ウイルス排出量も減少する。2018 年に発売されたバロキサビル マルボキシル（ゾフルーザ®：経口）は，キャップ依存性エンドヌクレアーゼ阻害によりウイルスの増殖を抑制する新しい作用機序の薬剤であり，単回投与により治療が完結するため利便性が高いとされる一方，本薬剤に対する耐性化が懸念されている。

3 SARS コロナウイルス

　重症急性呼吸器症候群（severe acute respiratory syndrome；**SARS**）の原因ウイルスである。SARS は，2002 年 11 月中国広東省に端を発し，香港，台湾，北京などに拡大し，カナダ，シンガポール，ベトナムでは集団発生が起こった。

　感染経路は，感染患者の飛沫や体液に接触することが原因で，飛沫感染，接触感染である。主な症状は，38℃以上の急な発熱，痰の伴わない咳，呼吸困難などの呼吸器症状，頭痛や筋肉痛，下痢などのインフルエンザ様症状がみられる。高齢者ほど重症化する。

4 MERS コロナウイルス

　中東呼吸器症候群（middle east respiratory syndrome；**MERS**）の原因ウイルスである。サウジアラビアやアラブ首長国連邦など中東地域で広く発生している。日本においても 2013 年，

サウジアラビアに渡航歴のある患者の感染が報告された。韓国では2015年にアラビア半島を旅行した1人の帰国者から感染が拡大した。感染者は180名を超え，そのうち30名以上が死亡したと報告されている。韓国での流行の要因の一つとして，患者が適切な診療を求めて複数の病院を渡り歩く，いわゆるドクターショッピングが感染拡大の要因であったと考えられている。

ヒトコブラクダが宿主であるといわれており，感染源の一つとして疑われている。感染経路は，飛沫感染，接触感染である。症状は発熱，咳，呼吸困難の頻度が高く，下痢，嘔吐などの消化器症状もみられる。

5 | 新型コロナウイルス（SARS-CoV-2）

2019年12月，中国・武漢市で肺炎患者の集団発生が報告され，その原因ウイルスが**新型コロナウイルス（SARS-CoV-2）**と命名された。世界の感染者は約6.9億人，死者は690万人以上といわれ（2024年時点），近年類を見ないパンデミックとなった。新型コロナウイルス感染症（COVID-19）は新興感染症であることから，ヒトに免疫がなく，特効的な治療薬がないため，インフルエンザと比べ高齢者や基礎疾患を有するヒトで重症化しやすい。現在，パンデミック当初と比べ感染力は強くなっているものの，致死率は低下しているが終息には至っていない。

感染経路は主に飛沫感染，接触感染であり，特に密閉・密集・密接の空間での感染拡大が頻繁に確認された。CDCは新型コロナウイルスの特徴的な感染様式として，微小飛沫あるいはエアロゾルの吸入による感染（**エアロゾル感染**）を発表した。微小飛沫あるいはエアロゾルは飛沫と飛沫核の間のような状態であり，飛沫と比べ軽いため，広範囲かつ長時間の浮遊が可能と考えられている。そのため，感染対策として，室内空間においてはウイルスが滞留することを避けるため，定期的な換気が重要である。

高齢者や基礎疾患を有するヒトにおいては，重症の肺炎を引き起こす場合があり，比較的若い世代の人でも呼吸器症状，高熱，下痢，味覚障害など，様々な症状がみられる。有効性の高いワクチンが次々と開発された。そのなかでもmRNAワクチン接種が急速に行

コロナウイルスの種類

> Column

ヒトに感染するコロナウイルスには4種類あり，ヒトに日常的に感染するかぜのコロナウイルス（HCoV-229E，HCoV-OC43など），重症急性呼吸器症候群（SARS）の原因ウイルスであるSARS-CoV，中東呼吸器症候群（MERS）の原因ウイルスであるMERS-CoV，そして4番目の新たなコロナウイルスとして新型コロナウイルス感染症の原因ウイルスであるSARS-CoV-2が発生した。SARS-CoV-2は遺伝子配列からコウモリが宿主と考えられているが，実際にどのような経緯でこのウイルスがヒトに感染するようになったかは明らかになっていない。

Ⅲ　ウイルス　135

われたことは，人類の感染症対策における大きな前進といえる。

6 | RSウイルス

冬季に上下気道感染を引き起こす代表的なウイルスで，乳幼児の冬かぜの病原ウイルスとして重要である。成人ではかぜを，乳児では気管支炎・肺炎を起こす。感染経路は，気道分泌物による飛沫感染，接触感染である。

7 | コクサッキーウイルス

夏かぜの代表的ウイルスである。コクサッキーウイルスはA群とB群に分類され，A群は皮膚・粘膜感染を起こすことが多く，**ヘルパンギーナ**，**手足口病**，急性出血性結膜炎の原因ウイルスとして知られている。B群では流行性筋痛症，心筋炎，心膜症などがある。コクサッキーウイルスはエンベロープをもたないため，消毒薬などで不活化されにくいことから，集団感染を引き起こすことがある。

3. ウイルス性胃腸炎

1 | ノロウイルス

日本で食中毒の原因微生物として患者数が最も多い。冬季（11月〜3月頃）の発症が多く，病院や学校などで集団感染を起こす。ノロウイルスによって汚染された水や食品，カキなどの2枚貝の加熱不十分で調理されたものを経口摂取することにより感染する。感染力が極めて強く，ウイルス量が少なくても感染が起こる。

ノロウイルスは潜伏期間が短く（12〜72時間），主症状は悪心・嘔吐，下痢，腹痛症状である。通常1〜2日間続いた後に回復するが，その後もウイルスの排出があるため，感染に注意が必要である。本感染症は患者から排出される下痢便中のウイルス量が，1gあたり$10^{6〜9}$ウイルスと極めて多いのも特徴である。ウイルスの排出は発症前からはじまり，回復後1〜3週間とされるが，7週間にわたる事例もある。十二指腸から小腸上部に局所感染することから，免疫が持続しにくく，再感染を繰り返す。

熱に強く，高温でも失活しにくいことから，食品に付着したノロウイルスの不活化には85〜90℃，90秒以上の熱処理が必要である。

病院や施設において，ノロウイルス感染患者の吐しゃ物や便を処理する際に生じる二次感染が多く発生し，接触による**経口感染**，**飛沫感染**以外に，吐しゃ物や便が乾燥することで，それらに含まれるノロウイルスが埃や塵と共に空気中に舞い上がり，空気中に漂う当該ウイルスを吸い込むことによる**空気感染（塵埃感染）**が報告されている。

ノロウイルスはエンベロープをもたないことから酸や各種消毒薬に抵抗性を示す。吐しゃ物などを処理する場合は，次亜塩素酸ナトリウム溶液などを用いた封じ込め（大判のタオルや新聞紙で覆う）と十分な不活化処理を行う。さらに，医療従事者はガウンを着用し，

136　第7章　微生物と感染症

N95マスクによる空気感染対策が必要である。

2 ロタウイルス

乳幼児の**冬季急性嘔吐下痢症**を引き起こす原因ウイルスである。

感染経路は経口感染が主で、症状は突然の嘔吐、下痢、腹痛、発熱がみられる。基本的な感染対策は手洗いの励行で、床などの消毒には次亜塩素酸ナトリウム溶液などが使用される。

4. 血液疾患の原因ウイルス

1 ヒト免疫不全ウイルス（HIV）

後天性免疫不全症候群（acquired immunodeficiency syndrome；**AIDS**）の原因ウイルスである。AIDSは1981年にアメリカで初めて確認され、その後、世界各国で患者が増加した。

近年、特に男性間性的接触による感染例が多くを占めていることから、今後MSM（men who have sex with men）への対策が重要となる。Human immunodeficiency virus；HIVがT細胞に感染すると、免疫に関与する**CD4陽性T細胞**が破壊され免疫不全となり、その結果、各種の感染症で死亡する。性行為、輸血などによって感染する。また胎盤や産道、母乳感染も引き起こす。医療従事者の針刺しによっても感染するため注意が必要である。

HIVに感染すると、約6～8週間後に抗体が陽性となるため、感染後8週間以内は抗体陰性と判定される場合がある。この抗体陰性期間を**ウインドウ期**という。血中のウイルス量が、生体内で産生された抗体により一定レベルまで減少し、発症しない無症候性キャリアとなる場合もあり、ウイルス増殖と免疫機構が拮抗した状態が数年から10年前後持続する。しかしながら、無症候性キャリア期の間にも次第にウイルス増殖が優位の状態となり、CD4陽性T細胞はゆっくりと減少し、その後AIDSを発症する（図7-15）。2013年頃より新しい治療薬が開発され、効果をあげている。

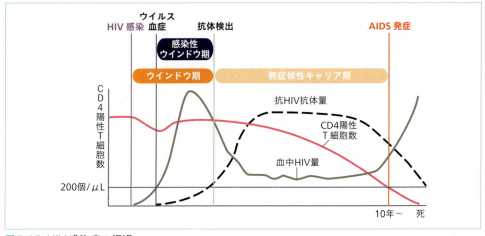

図7-15 HIV感染症の経過

2 | ヒトT細胞白血病ウイルス（HTLV）

ヒトT細胞白血病ウイルス1型（human t-cell leukemia virus type 1：**HTLV-1**）は**成人T細胞白血病**の原因ウイルスである。成人T細胞白血病は九州や沖縄地方などの特定地域に偏在していたが，現在では国内に広く分布している。主に母乳を通じて母親から子どもへ感染する。夫婦間や輸血により感染することもある。

症状としては，リンパ節腫脹，皮疹，肝脾腫などが認められる。感染から発症まで20年以上の潜伏期間があり，50代以降での発症が多く，予後不良なことが多い。

5. 肝炎ウイルス

ウイルス性肝炎の原因ウイルスには，汚染された水，食物から経口的に感染する**A型肝炎ウイルス**（hepatitis A virus：HAV）および**E型肝炎ウイルス**（HEV）と，主として輸血や血液によって感染する**B型肝炎ウイルス**（HBV），**C型肝炎ウイルス**（HCV），**D型肝炎ウイルス**（HDV）などがある。このうち，A，C，D，E型は**RNAウイルス**であり，B型のみ**DNAウイルス**である。また，A型およびE型はエンベロープをもたない。

1 | A型肝炎ウイルス（HAV）

A型肝炎ウイルスは便に排出されるため，便に汚染された水や食物を介して**経口感染**する。海外からの帰国者における感染が報告されている。急性肝炎となるが，慢性化しない。発熱（多くは38℃以上），全身倦怠感が特徴で，黄疸が出現後の自覚症状は軽い。感染により終生免疫を獲得する。A型肝炎の予防として，死菌（不活化）ワクチンが利用されている。

2 | B型肝炎ウイルス（HBV）

B型肝炎ウイルスは肝炎ウイルスのなかで唯一の**DNAウイルス**である。血液・唾液からの感染，母子感染，性行為感染がみられる。輸血時や針刺し事故など，医療従事者の感染も多い。

成人初感染の場合，ほとんど慢性化しないが，感染後一部は**肝硬変**，**肝がん**に進行することがある。血液中のウイルスは熱に対して抵抗性をもつため，殺滅には高圧蒸気滅菌や高水準消毒が必要である。B型肝炎の予防として，HBワクチン（ヘプタバックス®-II，ビームゲン®）が利用されている。

3 | C型肝炎ウイルス（HCV）

C型肝炎ウイルスは血液を介して感染する。過去には輸血や血液製剤からの感染が報告されたが，輸血用血液のスクリーニング検査が導入されて以降，輸血による感染はほとんどみられない。注射器の使い回しや性行為による感染がみられる。

C型肝炎は慢性化しやすく，慢性肝炎，肝硬変を経て，肝がんを発症することがある。

138　第7章　微生物と感染症

日本では自覚症状のない無症候性キャリアが，約150万人以上いると推定されている。

これまではインターフェロンによる治療が行われていたが，現在はHCVの増殖を直接阻害する経口薬（レジパスビル・ソホスブビル配合錠；ハーボニー®）などによる治療が主流となり効果をあげている。

6. 中枢神経系の病原ウイルス

1 ポリオウイルス

ポリオ（急性灰白髄炎）の原因ウイルスである。感染力が強く，全世界に分布する。1960年代まで猛威を振るったが，1998年に世界保健機関（WHO）は世界ポリオ根絶計画を提唱し，ワクチンの普及により発生は激減したものの，いまだ根絶には至っていない。

ウイルスは患者の便，鼻咽喉中に存在し，感染経路は患者との接触やハエなどの媒介による経口感染，飛沫感染，接触感染である。感染後，咽頭や腸管のリンパ組織に増殖し，上気道の炎症や胃腸症状を示したのちに血中に入り，中枢神経を障害し麻痺が生じる。感染者の多くは**不顕性感染**といわれている。

2 狂犬病ウイルス

狂犬病の原因ウイルスで，ウイルスを保有するイヌ，ネコ，コウモリなどの野生動物に咬まれたり，引っかかれることでヒトに感染し，中枢神経を侵して**脳炎**に進行する。

発症するとほぼ全例で死亡する。潜伏期は1～3か月で，咬傷部位の知覚異常や疼痛から，不安感，頭痛，発熱，恐水発作，全身麻痺，呼吸麻痺を呈し，致命的となる。潜伏期間が長いことから，狂犬病発生地域でイヌなどに咬まれた場合には，抗血清投与による受動免疫およびヒト用ワクチン接種療法を行う。日本では狂犬病予防法により，イヌに狂犬病ワクチンを接種する。

3 日本脳炎ウイルス

日本脳炎の原因ウイルスで，東アジアから中央アジアにかけて広く存在し，ウイルスを保有するコガタアカイエカに刺されることにより感染（経皮感染）する。ヒトへの感染は，ほとんどが不顕性感染であるが，発症すると発熱から脳炎，痙攣発作へと進行し，致死率が高い。

4 ウエストナイルウイルス

ウエストナイルウイルスはイエカ，ヤブカに刺されることにより感染する。感染すると**ウエストナイル熱**（急激な突発性熱性疾患，頭痛，めまい，発疹など），**ウエストナイル脳炎**（発熱，消化器症状，意識障害，頭痛，頸部硬直）などの重篤な脳炎を発症する。アフリカ，中東，ヨーロッパ，西アジア，中央アジアなどの広い範囲に分布する。不顕性感染であることが多いが，

Ⅲ ウイルス 139

致死率は比較的高い。

7. 皮膚症状を呈する病原ウイルス

1 | 痘そうウイルス

痘そうウイルスによる急性の発疹性疾患を**痘そう**(**天然痘**)とよび,古くから人類の健康に大きな影響を与えてきた伝染病である。WHO は 1967 年から世界規模の根絶対策を実施し,1980 年に痘そう根絶が宣言され,現在,痘そうウイルスは自然界に存在しない。

しかし,本ウイルスはバイオテロリズムに用いられる可能性があることから**一種病原体等**であり,**一類感染症**に分類されている。主として飛沫感染によりヒトからヒトに感染する。すべての発疹が痂皮となり完全に脱落するまで感染の可能性がある。

2 | 麻疹ウイルス

麻疹(はしか)の原因ウイルスである。気道分泌物の中に含まれ,感染者からの飛沫(核)を吸い込み,**空気感染**により感染する。感染力は非常に強く,不顕性感染はまれで,免疫がない場合はほとんどが発症する。日本では予防接種の普及により患者が激減し,2015年には WHO から麻疹排除認定を受けたが,近年,海外からの持ち込みによる流行が発生している。

麻疹はかぜのような症状で始まり,口腔粘膜の**コプリック斑**が特徴で 2 ~ 4 日間みられ,この間患者分泌液に多量のウイルスが含まれる。その後,一度解熱するが再び発熱し,全身に発疹がみられ 3 ~ 4 日後に回復期に向かう。罹患後,5 ~ 6 年の潜伏期間を経て,**亜急性硬化性全脳炎**を起こすことがある(遅発性感染)。ワクチンによる予防接種が有効であるが,ワクチンギャップにより接種が不十分で,麻疹ウイルスに対する十分な免疫を獲得できていない世代での感染が生じている。

3 | 風疹ウイルス

風疹(三日はしか)の原因ウイルスである。ウイルスは気道分泌中に含まれ飛沫感染,接触感染で感染する。過去に日本でも流行がみられた。潜伏期は 2 ~ 3 週間で,症状は淡紅色の発疹,リンパ節腫脹がみられる。妊娠 2 ~ 3 か月の妊婦が感染すると,胎児に感染して早産,死産あるいは奇形の原因となる(**先天性風疹症候群**)。そのため,妊娠前にワクチンによる予防接種を行い,パートーナーや同居している家族の抗体が十分でない場合は,同様に予防接種を行う必要がある。

4 | 水痘・帯状疱疹ウイルス

水痘(水ぼうそう)や帯状疱疹の原因ウイルスである。感染経路は気道分泌物や水疱内容物による**空気感染**,飛沫感染や接触感染である。水痘の症状は,発疹(全身),紅斑・水疱・

140   第 7 章　微生物と感染症

痂皮，発熱である。**帯状疱疹**は，高齢者に多くみられ，神経節に潜伏していた水痘−帯状疱疹ウイルスが再活性化され発症する。知覚神経支配領域に疼痛，かゆみ，紅斑・水疱・痂皮が認められる。帯状疱疹は 50 歳以上でワクチンによる予防接種が推奨されている。

5 | エムポックスウイルス（モンキーポックスウイルス）

エムポックス（サル痘）の原因ウイルスである。主に中央アフリカから西アフリカにかけて発生している。リスやサル，ウサギなどウイルスを保有する動物との接触によりヒトに感染する。また，感染者の体液や血液などを介して感染する性感染症の一つである。2022（令和 4）年 7 月に日本国内で初めて感染が報告され，2023（令和 5）年においても患者の発生が報告されている。感染症法上の四類感染症に分類されている。

■ 8. そのほか

1 | ムンプスウイルス

流行性耳下腺炎，いわゆる**おたふくかぜ**の原因ウイルスである。唾液に含まれる病原体が飛沫感染，接触感染により感染する。ヒト以外には感染しない。

主として 3 〜 6 歳くらいの小児がかかり，発熱と耳下腺の腫脹，時には精巣炎，精巣上体炎，卵巣炎，髄膜炎などを併発することがある。

2 | アデノウイルス

アデノウイルスは接触感染（患者の眼や顔を触った手で触れた物を介して感染），家族内や，職場内で手指を介して感染する。**熱性咽頭炎**や**咽頭結膜炎**（**プール熱**），**流行性結膜炎**，急性出血性膀胱炎などを引き起こす。アデノウイルスはエンベロープをもたないため消毒薬などで不活化されにくいことから，集団感染を引き起こすことがある。

3 | 単純ヘルペスウイルス

ヒトからヒトへ感染し，初感染として他者から感染後，神経節に**潜伏感染**し，生涯体内に存在し続ける。発熱，ストレス，免疫機能の低下などによって**再活性化**し，皮膚および粘膜に水疱や潰瘍を形成する。重症例では難聴，失明，髄膜炎や脳炎を起こすこともある。

単純ヘルペスウイルスは感染力が強く，患者や無症候性キャリアの唾液や性器分泌物に存在し，経口・接触感染する。1 型は**口唇ヘルペス**や**角膜ヘルペス**などを起こす。2 型は性行為によって感染することが多く，これまで**性器ヘルペス**のほとんどが 2 型によるものであったが，現在は 1 型による性器ヘルペスが半数を占めている。性（行為）感染症（**STI**）を起こす代表的なウイルスの一つである。治療には，アシクロビル（ゾビラックス®）やファムシクロビル（ファムビル®）などの抗ヘルペス薬が有効で，近年では再発の初期症状が現れた際に，患者自身で服用する再発抑制療法（patient initiated therapy；PIT）が確立されて

Ⅲ　ウイルス　　141

いる。

4 ヒトパピローマウイルス（HPV）

ヒトパピローマウイルスは，ヒトの皮膚，粘膜の上皮に感染し，様々な**乳頭腫**（イボ）をつくる。性感染症としての**尖圭コンジローマ**は良性の腫瘍であることが多い。悪性の腫瘍である子宮頸部上皮内腫瘍は子宮頸がんの前駆病変であり，特に遺伝型 HPV-16 型，18 型は，**子宮頸がんに関与する高リスク型 HPV**（発がん性 HPV）とよばれる。

子宮頸がんなどの予防には，これら遺伝型に対応した **HPV ワクチン**（不活化ワクチン）が使用されている。現行の HPV ワクチンは 2 価，4 価，9 価があり，2023 年 4 月から定期接種に 9 価ワクチンが追加された。日本では性交渉を経験する前の小学校 6 年生〜高校 1 年生相当の女子にワクチン接種を行う。

5 サイトメガロウイルス

母子感染や性交渉などを通じて感染する。健常人ではほとんど病原性を示さないが，免疫不全状態の臓器移植・AIDS 患者などでは重篤な感染症を起こす。母体より胎盤をとおして胎児に感染し，**先天性巨細胞封入体症**として各種臓器障害や精神遅滞を起こすことがある。

6 EB ウイルス

伝染性単核球症の原因ウイルスである。ウイルス保有者の唾液を介して感染する。EBウイルス感染症の多くは無症状であり，感染後，生涯にわたり持続感染し排除されないとされている。また，**バーキットリンパ腫**，上咽頭がんなど，がんが発生する一因となると考えられている。

7 ヒトヘルペスウイルス 6 型，7 型

ヒトヘルペスウイルス 6 型，7 型は主に乳幼児から幼児期に**突発性発疹**を起こす。ウイルス保有者の唾液を介して感染する。多くは良性に経過し予後は良好だが，まれに熱性痙攣や脳炎などの合併症を起こす。

Ⅳ 原虫

原虫（原生動物）は，動物界に属する単細胞性で細胞壁のない**真核生物**である。

基本的に無性生殖で増殖するが，胞子虫類では有性生殖も行う。衛生状態が向上した先進国での感染症例は減少したものの，原虫による汚染は世界広域に分布し，ヒトや動物の健康のみならず，畜産物の生産にも大きな影響を与えている。

142 第 7 章　微生物と感染症

一般的な形態として生体内で活動性のある**栄養型**と活動性のない**感染型**とよばれる**嚢子**（**シスト**）があるが，種によっては栄養型のみで存在する場合があり，形態の変化は様々で複雑である。

1. 赤痢アメーバ（*Entamoeba histolytica*）

アメーバ赤痢の病原体で，腹痛，粘血便を症状とする。一部では慢性化し再発を繰り返し，肝膿瘍を起こす。東南アジアなどの発展途上国に集中して分布している。日本では流行地域への渡航・滞在による感染（**輸入感染症**）が報告されており，同性愛者間での性行為による感染（**STI**）も報告されている。

栄養型とシストの2つの型があり，栄養型は生体外では長く生存することができない。しかし，シストは水中などでは長期間の生存が可能であるため，これらに汚染された飲食物などの経口摂取により感染する。栄養型，シストどちらも熱や乾燥には弱い。

2. アカントアメーバ（*Acanthamoeba*）

アカントアメーバは，環境の水や土壌に広く存在する。赤痢アメーバと同様に栄養型とシストの形態をとるが，シストは乾燥に強く，空気中に浮遊することもある。**アカントアメーバ症**のうち，**アカントアメーバ角膜炎**は，健常人でも発生する。特にコンタクトレンズの不適切な使用による感染が多く報告されており，重症化すると失明に至る場合がある。

症状は，眼の異物感，激しい眼痛，流涙，視力障害などがある。慢性化すると治療が困難となるため，早期診断が重要である。

3. 腟トリコモナス（*Trichomonas vaginalis*）

ヒトの腟や尿道に寄生する**性感染症**（**STI**）の病原体である。栄養型のみで，活発な運動性をもつ。前端に4本の鞭毛があるのが特徴である（図7-16）。

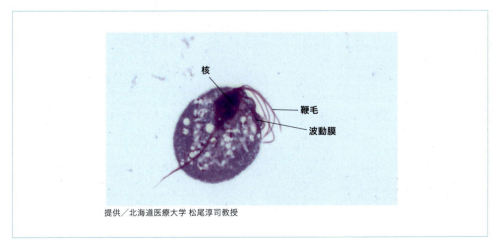

提供／北海道医療大学 松尾淳司教授

図7-16 トリコモナス原虫の虫体

世界中に広く分布し，主に性行為によって伝播する。感染者の年齢層が幅広く，若年層だけでなく中高年層でもみられる。女性では，膣，尿道に寄生し，帯下の増加，かゆみなどを主徴とする膣炎や尿道炎を起こす。男性では尿道炎，前立腺炎などを起こすが，無症状の場合が多い。

4. ランブル鞭毛虫（Giardia lamblia）

ランブル鞭毛虫は，栄養型とシストの2形態をとり，シストに汚染された飲食物を経口摂取することにより感染する。

症状は慢性下痢，腹満，上腹部痛で，**ジアルジア症**（ランブル鞭毛虫症）を起こし，免疫不全の患者では重症化することがある。日本では東南アジアなどの流行地域への渡航・滞在による感染（**輸入感染症**），同性愛者間での性行為感染（**STI**）が報告されている。

5. マラリア原虫（Plasmodium）

マラリアの病原体である。マラリアは世界中の熱帯・亜熱帯地域で流行しており，特にアフリカ地域での感染が多い。WHOは2022年の感染者数は推定2億4900万人，死亡者数は推定60万8000人と報告している。

マラリア原虫はハマダラカによって媒介され，カの唾液を介してヒトに伝播・感染し赤血球に寄生する。ヒトの体内では無性生殖が行われ，1回の無性生殖が完了するまでに要する時間がマラリア原虫の種類によって異なる（図7-17）。**三日熱マラリア，卵形マラリア**は約48時間，**四日熱マラリア**は約72時間，**熱帯熱マラリア**は約24〜48時間である。特に熱帯熱マラリアは進行が速く，脳障害や腎障害を起こし，死に至ることがある。かつては日本においても第2次世界大戦後に全国的に流行がみられたが，現在では生活環境の向上に

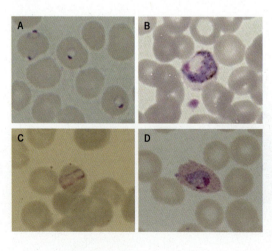

A：熱帯熱マラリア原虫のリングフォーム（輪状体）がみられ，寄生率の高い重症患者塗抹標本では複数個寄生する赤血球もある。
B：三日熱マラリア原虫のアメーボイドボディ（アメーバ体）がみられ，感染赤血球は膨化し，非定型的な細胞質の形が観察される。
C：四日熱マラリア原虫のバンドフォーム（帯状体）がみられ，感染赤血球は大きくならない。
D：卵形マラリア原虫の感染赤血球は卵形に膨化し，鋸歯状の辺縁が著明。

提供／国立国際医療研究センター研究所
　　　狩野繁之部長

図7-17 赤血球に感染した各種マラリア原虫像

より土着のマラリアはない。現在，日本では**輸入感染症**として年間約30例（三日熱マラリアや熱帯熱マラリア）報告されている。マラリア流行地へ渡航する際は，抗マラリア薬の予防内服を行うことが望ましいとされている。

6. クリプトスポリジウム（*Cryptosporidium*）

原虫性食中毒の原因微生物であり，**クリプトスポリジウム症**を起こす。汚染された食物や水による経口感染である。症状は下痢と腹痛である。塩素に抵抗し，消毒後の水道水中でも生存する。水道水が汚染されると集団発生を起こすことがあり，日本においても，水道水を介した集団発生が報告されている。

7. トキソプラズマ（*Toxoplasma*）

世界中に広く分布し，栄養型が宿主の細胞の中で分裂を繰り返し増殖する。トキソプラズマをもつイヌ，ネコ，ブタの唾液や尿，またはブタやヒツジの肉から経口や気道，粘膜経由で感染する。

成人の感染は多くは不顕性であるが，トキソプラズマが妊娠中に母体へ初感染すると，胎盤経由で胎児に移行し，流産となることがある。また，妊娠中期から後期に胎児が感染すると，**先天性トキソプラズマ症**となり，**水頭症**（脳水腫），眼底疾患，その他の形態異常が生じる。

8. トリパノソーマ（*Trypanosoma*）

アフリカトリパノソーマ症（睡眠病）を引き起こす。主にアフリカの赤道付近で発生し，ツェツェバエによって媒介される。類似した病原体による感染症として**シャーガス病**があり，メキシコ，中米，南米で流行がみられる。サシガメに刺咬されることで感染する。

9. リーシュマニア（*Leishmania*）

リーシュマニア原虫に感染したサシチョウバエによって媒介され，ドノバンリーシュマニアなどによる**内臓リーシュマニア症**（カラアザール），熱帯リーシュマニアなどによる**皮膚リーシュマニア症**，ブラジルリーシュマニアなどによる**粘膜皮膚リーシュマニア症**の3種類の主な病型がある。そのうち，皮膚リーシュマニア症は最も頻度が高く，顔や手足などに潰瘍などの皮膚病変が生じる。熱帯，亜熱帯で流行がみられる。

Ⅴ プリオン

1. プリオンとは

■特徴

プリオン（prion）は，細菌でもウイルスでもないたんぱくから成る病原因子であり，プリオンによって起こる病気を**伝達性海綿状脳症**（**プリオン病**）という。

■病原性

正常なプリオンが何らかの理由で異常プリオンに変異し，神経細胞を死滅させる。ヒトに生じるものには，**クロイツフェルト‐ヤコブ病**（Creutzfeldt-Jakob disease：CJD），**クールー病**（食人儀式として死者の脳を食べて弔う行為から起こった）がある。また，動物に生じるものに，以前は狂牛病とよばれたウシの**牛海綿状脳症**（bovine spongiform encephalopathy：BSE）がある。BSEはヒトにも起こるといわれている。また，ヒツジやヤギの疾患である**スクレイピー**（scrapie）がある。

2. プリオンの処理

クロイツフェルト‐ヤコブ病の病原因子である異常プリオンは，通常の滅菌，消毒方法により不活化ができない。クロイツフェルト‐ヤコブ病症例とその疑いのあるハイリスク者の脳，脊髄，眼組織などの取り扱いには特別な注意を払い，それらの付着した器具を再利用する際には特別な処理方法が必要である。

手術器具は可能な限りディスポーザブル製品を用い，使用後は焼却廃棄が望ましいが，廃棄不可能な器具に対する不活化法として，ウオッシャーディスインフェクターによる高温アルカリ洗浄（90～93℃）後，真空脱気プリバキューム式高圧蒸気滅菌（134℃，8～10分間），適切な洗浄剤による十分な洗浄後，真空脱気プリバキューム式高圧蒸気滅菌（134℃，18分間），または，十分なアルカリ洗浄後の過酸化水素低温ガスプラズマ滅菌がプリオン病感染予防ガイドライン（2020年版）において推奨されている。

146　　第7章　微生物と感染症

第 **8** 章

感染症の診断

この章では

● 感染症診断の目的を学ぶ。
● 感染症診断検査の流れを理解する。
● 感染症診断に必要な検体の取り扱いを学ぶ。
● 各種診断検査法の目的と特徴を学ぶ。

I 感染症診断とは

感染症が疑われる症状や所見を呈する患者に対しては，臨床診断によって感染の有無および感染臓器（**感染巣**）を推測し，以下の方法で原因微生物（**起炎微生物，病原体**）を証明する。

❶検体中の病原微生物を顕微鏡で検出する方法
❷検体から病原微生物を培養し同定する方法
❸検体中の特定の病原微生物の抗原，遺伝子を検出する方法

起炎微生物を明らかにすることにより，それぞれの患者に適した治療と感染経路別遮断に結びつける。これらの感染巣の特定，原因微生物の特定，適切な治療薬の選定にかかわる一連の工程を**感染症診断**という（図8-1）。

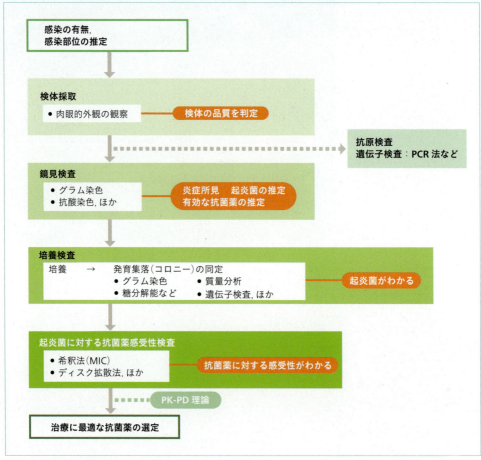

図8-1 感染症診断の流れ

Ⅱ 感染臓器と検体採取

　感染症が疑われる場合，患者の臨床症状や各種臨床検査値などから感染臓器（感染巣）を推定し，推定感染巣から生体材料である検体を採取する。たとえば，肺炎などの下気道感染症が推測される場合は，喀痰または侵襲的な方法（経気管吸引法：TTA など）により下気道より検体を採取する。尿路感染症が推測される場合は尿（中間尿）を採取する。菌血症，敗血症が推測される場合は血液を，中枢神経系の感染症が推測される場合は脳脊髄液を，食中毒や腸管感染症が推測される場合は便を採取する。

　患者の情報から起炎菌を推定する場合もあり，起炎菌に適する培地や培養法を選択するため，詳細な患者情報（年齢，基礎疾患，病歴，発症前の行為や摂食物など）を得ることが不可欠である。

Ⓐ 検体採取

　検体は，できるだけ多くの病原体を含んでいることが望ましい。そのため，検体採取の時期，採取方法，採取量，および採取後の取り扱いに注意が必要である。これらの工程に不備があると，起炎菌の検出ができず，適切な診断結果が得られない（表 8-1）。

　生体から取り出された検体中の起炎菌は，生体外では不安定であり，時間とともに死滅し減少する。また，感染症の時期や治療の経過により起炎菌の量が減少する場合や，採取部位によっては，採取時に生体における常在菌が検体に混入する場合もある。常在菌の混入と増殖によって，起炎菌の発育が阻害され，検出されないことがある（**偽陰性**）。

　そのため，検体は常在菌による汚染を避けて十分量を採取し，採取後ただちに検査を開始する。やむを得ない場合は，適切な保存（輸送）容器にいれ，適切な温度で保存（輸送）する。この場合でも限界があることを十分に理解する。アメリカ微生物学会などでは，検体の種類と保存，許容時間を示している（表 8-2）。いずれも採取後短時間での保存（輸送）にとどめる。

1. 検体の質の確認

　検体の中でも，特に喀痰は採取時の影響を受けやすい。唾液が多量に混入した喀痰は，唾液中の口腔内常在菌により起炎菌の特定が困難となることがある。また，唾液中の口腔内常在菌の発育により，治療対象を誤る可能性がある。そのため，起炎菌に対する治療を行うためには，病巣由来の膿性部分が多い検体が必要となる。

　客観的な喀痰の肉眼的質評価基準の Miller & Jones の分類（表 8-3）では，P1 ～ P3 が膿性を含む検体であり，M1，M2 は唾液が多い検体と評価する。M1，M2 は再採取を検討する。

Ⅱ　感染臓器と検体採取　　149

表8-1 検体採取時の一般的注意点

❶検体の採取時期，採取法	• 発病（発熱等）初期，抗菌薬投与開始以前に採取する • 患者の状態を考慮し，安全性の高い採取法を選択する • 患者に十分に説明し，最良の検体が採れるように協力を求める • 採取容器は頑強で空気漏れがなく，検査しやすいものを選択する • 検体量は適量を採取する（真菌，抗酸菌検査時はスワブ採取では不十分）
❷抗菌薬投与中の患者からの採取	• 抗菌薬中止後24時間以上経過した後に採取する • 抗菌薬の血中濃度が最も低い，次回投与の直前に行う
❸常在菌，消毒薬の混入を避ける	• 無菌的な操作で採取する • 常在菌の混入は検査を煩雑化し，起炎菌の推定を困難にする • 採取部位に用いた消毒薬を検体に混入させない
❹検体の乾燥を避ける	• 乾燥すると多くの微生物は死滅する • 微量検体は直接培地に接種する • スワブ採取時は輸送培地を使用する
❺嫌気性菌を疑う場合	• 嫌気性菌の保存に適した専用容器に採取する。専門容器がない場合は材料容器内を満たし，死腔を少なくする • 菌の死滅を防ぐため，直ちに検査室に搬送する
❻検体の室温放置は厳禁・検体保存は冷蔵保存が原則	• 検体採取後はできるだけすみやかに検査室に提出する • 検体は培地の役目をするので，菌が増殖し，結果に影響する • 複数菌混在例では発育の遅い病原菌の検出が困難になる • 通常無菌である血液，髄液などの検体は例外的に室温保存とされるが，できるだけ速やかに検査を開始する • 淋菌（*Neisseria gonorrhoeae*），髄膜炎菌（*Neisseria meningitidis*），赤痢アメーバなど低温に弱い病原体を想定する場合は冷蔵保存を行わない
❼他施設に輸送する場合	• 検体を適切な輸送培地・容器に採取し，冷蔵で輸送する • ビニールバッグなどでの2重包装を行い，輸送業者に依頼する場合は3重包装を行う

出典／日本臨床微生物学会：日本臨床微生物学会雑誌 第32巻 Supplement2 検体採取・輸送・保存方法およびPOCT検査法ガイド．32（2），p.3，2022．より一部改変

表8-2 検体の提出および保存における注意事項

検体または目的菌	検体の提出および保存方法
血液（血液培養ボトル）	• **血液培養装置に装填するまでは室温保存** 装置での培養開始が著しく遅延（4〜12時間以上）した場合は，検査室から受領を断られる可能性がある。
脳脊髄液	• **原則保存せず，直ちに検査室に提出する。**
体液（血液，脳脊髄液，尿を除く）	• **無菌部位からの体液は，受領後，直ちに処理をする。**
喀痰および下気道検体	• **可能な限り速やかに提出する。** 室温の場合は2時間以内 2〜8℃であれば24時間以内（ただし4時間を超えると，肺炎球菌，インフルエンザ菌などの培養困難な病原体の回収ができず，上気道由来の常在菌が増殖することがある）
糞便（好気性菌を目的とする場合）	• **直ちに検査室に提出する。** あるいは輸送培地に入れ，4℃で24時間以内
淋菌を目的とする検体	• **検体を培地に塗布し，炭酸ガス充填し，可能な限り速やかに検査室に提出する**（24時間以内が望ましい）。 輸送用スワブの場合，可能な限り速やかに提出，6時間以内が望ましい。
尿	• **可能な限り速やかに提出する。** 2時間以内に検査室に到着しない場合は，冷蔵で24時間以内 淋菌を疑う場合，冷蔵保存はせず，室温にて速やかに提出する。
B群溶血レンサ球菌	• **輸送用スワブにて，可能な限り速やかに，24時間以内がのぞましい。**
創部膿瘍・軟部組織	• **可能な限り速やかに提出する（30分以内）。** 輸送スワブの場合，24時間以内

出典／Amy L. Leber ,et al.Clinical Microbiology Procedures Handbook ,5th ed.ASM Press,2023. を参考に作成.

第8章 感染症の診断

表8-3 喀痰の肉眼的品質評価（Miller & Jonesの分類）

| M1 | 唾液，完全な粘液性 |
| M2 | 粘液痰の中に膿性痰が少量含まれる |

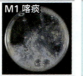

P1	膿性部分が 1/3 以下の痰
P2	膿性部分が 1/3〜2/3 以下の痰
P3	膿性部分が 2/3 以上の痰

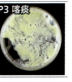

表8-4 喀痰の顕微鏡下での品質評価分類（Gecklerらの分類）

| グループ | 細胞数（100倍率1視野当たり） ||
	扁平上皮細胞	白血球（好中球）
1	> 25	< 10
2	> 25	10〜25
3	> 25	> 25
4	10〜25	> 25
5	< 10	> 25
6	< 25	< 25

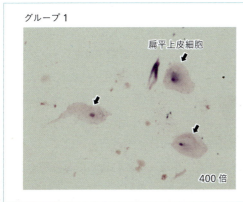
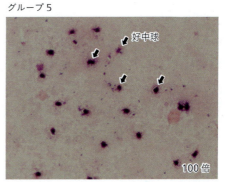

図8-2 Gecklerの分類による評価

　Gecklerらによる顕微鏡での評価分類（表8-4，図8-2）によると，唾液由来の扁平上皮細胞が多数観察される検体（グループ1〜3）は，唾液により汚染を受けていると解釈される。不適切検体に対して，検査を進めるかどうかの判断や，再採取の基準は各医療施設において，協議をしておくべきである。

2. 検体の塗抹鏡見検査

　塗抹鏡見検査は，採取した検体を顕微鏡を用い観察する検査である。検体をスライドガラスに塗抹後，染色を行い，光学顕微鏡を用いて炎症所見や病原菌体を観察する。
　細菌全般の標準的観察には，**グラム染色**，抗酸染色として**チール-ネルゼン染色**（Ziehl-Neelsen染色）および**蛍光染色**，その他の特殊染色としてクリプトコッカス属（真菌）の莢膜には**墨汁染色**，マラリアなどの原虫には**ギムザ染色**などを用いる。目的に応じた染色法を選択する。熟練した検査技師であれば塗抹鏡見検査で原因菌種の推定が可能な場合があ

り，迅速診断の一環となり経験的治療やその後の培養検査の方針に役立つ。

　細菌，真菌，原虫は光学顕微鏡で観察可能である。細菌に分類されるが菌体が小さなマイコプラズマやクラミジア，ウイルスは光学顕微鏡で直接観察することはできない。

1 グラム染色（Gram 染色）

　グラム染色は臨床検査室で実施するのが一般的であるが，光学顕微鏡があればそのほかに特殊な器具は必要なく，簡便に実施できることから，検査室がない，または技師が不在の時間帯や緊急性を要する場合には，病棟でも実施が可能である。医師や薬剤師が現場でグラム染色を実施している医療施設もあり，近い将来，専門教育を受けた看護師も実施できることを期待する。

❶グラム染色とは

　グラム染色は，グラム（Gram, H. C.）氏により考案された染色法で，細菌の分類に必須な検査法である。この染色で紫色に染まる細菌を**グラム陽性菌**（Gram-positive bacteria；GPB）といい，紅色に染まる細菌を**グラム陰性菌**（Gram-negative bacteria；GNB）という。

❷グラム染色性

　グラム染色性は細胞表層構造によって異なる。グラム陽性菌の**細胞壁は厚く**，グラム陰性菌は薄い。また，グラム陰性菌は，陽性菌には存在しない**外膜**を有する（図 8-3）。

　グラム染色後の光学顕微鏡による鏡見検査では，グラム染色性（グラム陽性，グラム陰性）の区別に加え，細菌の形状（**球菌**，**桿菌**），大きさ，配列，芽胞の有無，莢膜の有無を観察する。真菌の観察も可能である。臨床検体（喀痰，尿など）では，患者の生体由来の炎症細胞（好中球など）の有無と菌が貪食されているかどうか，誤嚥による食物残渣を確認できる場合もある。

2 塗抹標本の作製

　検体を，綿棒などを用いてスライドガラスに広く塗り付ける。そのまま自然乾燥（または送風乾燥）させたのち，火炎固定または 100% メタノールに浸し固定後，乾燥させる。

▶ 染色（図 8-3）

❶**先染色**：クリスタル紫を標本スライドに浸し，約 1 分間放置して，流水で十分に洗い流し，水を切る。菌体すべてがクリスタル紫によって紫に染まる。

❷**媒染**：ルゴール液を標本スライドに浸し，約 1 分間放置して，流水で十分に洗い流し，水を切る。細胞壁のペプチドグリカン層にクリスタル紫が反応し沈着する。

❸**脱色**：無水（純）アルコールを標本スライドに浸し，15 〜 20 秒間標本を軽く揺らしながら脱色して，流水で十分に洗い流し，水を切る。クリスタル紫で染色されたペプチドグリカン層以外はすべて脱色される。

❹**後染色**：サフラニンまたはフクシンを標本スライドに浸し，約 1 分間放置して，流水で十分に洗い流し，水を切り，乾燥させる。ペプチドグリカン層を含む菌体全体がサフ

152　第 8 章　感染症の診断

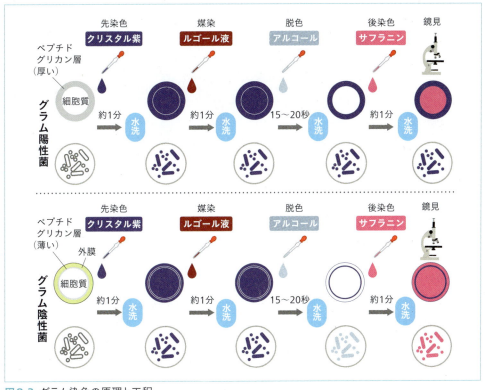

図8-3 グラム染色の原理と工程

ラニンで紅色に染まる。グラム陽性菌は厚いペプチドグリカン層に覆われているため、紫に染まった菌体に紅色の色素を重ねても紫色の色素が強いため紫色にみえる。

3 | 鏡検

標本スライドにイマージョンオイルを滴下し、油浸レンズにて顕微鏡観察（1000～2000倍）を行う。

厚いペプチドグリカン層を有する菌体は紫色に（グラム陽性）、薄いペプチドグリカン層の菌体は紅色（グラム陰性）に観察される。また、検体中の好中球は核が赤紫に、周りは薄い紅色に観察される。

図8-4 に肺炎患者から採取した喀痰のグラム染色像の一例を示した。グラム陽性球菌が観察され、配列（ランセット状の双球菌）、および莢膜を推測する所見（莢膜が染色液をはじき、菌体周囲が透明に抜けている）から、肺炎球菌を推定する。炎症所見（好中球の出現と細菌を貪食する様子）がみられる。これらの所見から、肺炎球菌が肺炎の起炎菌であると推定する。

4 | 抗酸染色

結核菌群、非結核性抗酸菌群の染色に用いられる。これらの細菌は、菌体に脂質（ミコール酸）含量が多いため、標本に染色液を加え、バーナーの炎の中をゆっくりくぐらせ、加

Ⅱ 感染臓器と検体採取　153

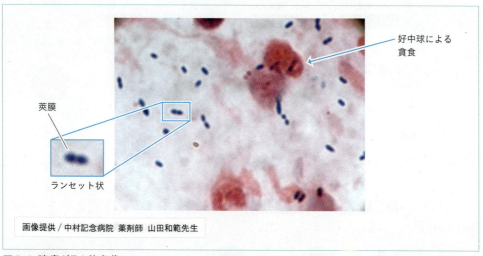

図8-4 喀痰グラム染色像

温しながら染色する。一度染まると，酸，アルカリやアルコールを用いて処理しても，染まった色が落ちない菌の性質（抗酸性）を利用する方法である。

患者から採取した材料（肺結核症なら喀痰，腎臓結核症なら尿）より抗酸菌を検出し，結核症を含む抗酸菌症の診断に結び付ける。その方法の一つがチール-ネルゼン染色である。この方法により抗酸菌は赤色に染色される。そのほか，蛍光染色法がある。

III 培養による起炎菌の検出

細菌，真菌を**培地**（culture medium）を用いて人工的に増殖させ（**培養**，culture），増殖した菌の集団である集落（**コロニー**）の生物学的，生化学的性状を調べることにより，菌種を決定する（**同定**）。

1 培養

検体を寒天培地表面に塗布し，培養を行い，集落（コロニー）を形成させる。

グラム染色などの鏡見検査の結果，患者情報，検体の性状（外観，臭気など）を参考に，推定される起炎菌の発育に適する培地を用いる。一般的には非選択培地に，目的とする菌種以外の発育を抑制し，目的菌が優位に発育する選択培地を併用することが多い（**Column**）。検体中の生菌数を求める場合は，定量培養（簡易，希釈法）を行う。尿中生菌数は，尿路感染症の診断基準となるので，簡易的な定量培養法にて行う場合がある。

培養は35〜37℃の培養器（インキュベータ）内で行う。好気性菌の検出を目的とする場合は大気中での培養，嫌気性菌を目的とする場合は，酸素を除去した環境で培養する（**嫌**

気培養）。なかには培養に 10％程度の二酸化炭素が必要な病原体もあり，ガス発生装置を用いて培養する（**炭酸ガス培養，微好気培養**）。

2 同定

発育した集落（コロニー）の菌のグラム染色により 1 次分類し（表 8-5），分類に応じた鑑別培地による糖やアミノ酸利用能などの生化学的性状から段階的に同定名を絞り込み，菌名を決定する。キットとして組み込まれた自動装置が広く用いられている。

> **Column　培養と同定**
>
> 　検体の培養（培養法）は，病原体（細菌）の生菌（生きている菌）を得ることができる唯一の方法である。しかし細菌の培養と同定には数日を要すること，目的の集落が常在菌の集落に覆われて見つけにくいなどの欠点があるため，様々な工夫がされてきた。検体の培養と同時に菌種同定がされる選択分離培地や酵素基質培地（クロモアガー）はその一つである。現在では，様々な病原体の選択分離培地が利用され，なかには抗菌薬耐性菌のスクリーニングを兼ねる培地も市販されている。
>
> 　黄色ブドウ球菌においては，以前から選択分離培地（マンニット食塩培地など）が利用されている。黄色ブドウ球菌等のスタフィロコッカス属菌は，高濃度（10％程度）の塩化ナトリウム存在下においても生育可能な性質（耐塩性）を有するため，マンニット食塩培地に発育
>
>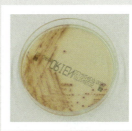
> 酵素基質培地による培養と同定。この培地で，大腸菌は赤紫色の集落を形成する。
>
> する。その他の細菌は発育が抑制される（塩化ナトリウムによる選択）。マンニット食塩培地に発育した黄色ブドウ球菌は，培地に含まれるマンニットを分解し酸を産生する。酸により培地の pH が低下し pH 指示薬の色調が黄変する。マンニット分解能がないその他の菌では培地の黄変は認められない。
>
> 　本培地の使用により，黄色ブドウ球菌を見つけやすく，なおかつ黄色ブドウ球菌の同定が同時に行われ，検出感度の向上と迅速化につながっている。
>
>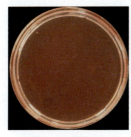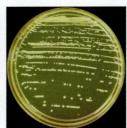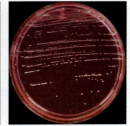
>
> 　　マンニット食塩培地　　　　　黄色ブドウ球菌　　　　　その他のスタフィロコッカス属菌
> 　　　　　　　　　　　　　　耐塩性，マンニット分解　　　耐塩性，マンニット非分解
>
> マンニット食塩培地の主要な成分：マンニット（糖），塩化ナトリウム7.5％，pH指示薬（フェノールレッド：酸性で黄色，中性〜アルカリ性でピンク色），pH7.4

表8-5 グラム染色による1次分類

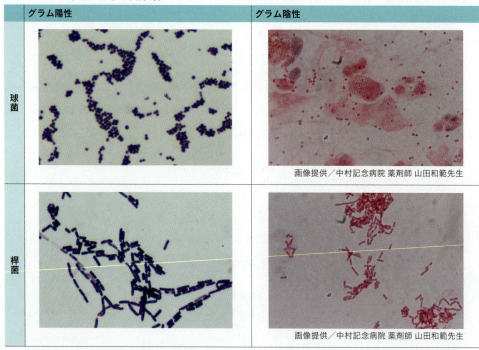

画像提供／中村記念病院 薬剤師 山田和範先生

　そのほかに，菌の抗原性（血清型）により同定を行う生物学的性状試験が併用されることもある。同定まで数日かかることがあり，前工程の培養も含める場合，培養同定の工程には2日以上を要し，迅速的な治療に結び付きにくい。このため，培養と同時に菌種同定が可能な選択分離培地が利用され（**Column**），近年では，10分程度で菌種同定が可能なMALDI-TOF（質量分析装置）を用いる方法が，利用されている。

IV 培養によらない方法

1 免疫学的手法による抗原検出検査

　抗原抗体反応の原理を利用し，検体中の病原微生物由来の抗原を，試薬の抗体と反応させ検出する方法である。
　目的とする病原体の抗原部分を定性的・定量的に検出する診断キットが市販されている。菌体を得ることができないため，可能な限り培養検査も実施する。診断結果が患者の予後や社会公衆衛生に大きく影響し，迅速な診断を必要とする感染症の病原体や，人工培地に発育しないウイルスなどの病原体や毒素の検出に利用されている。
　抗原検査の限界として，症状と検査結果が一致しないことがあるため，検査結果のみで判断せず，患者の症状を併せて診断を行う。患者に症状が認められる場合においても，検

表8-6 免疫学的検査により検出可能な微生物

細菌	A群溶血性レンサ球菌（GAS），B群溶血性レンサ球菌（GBS），肺炎球菌，腸管出血性大腸菌O157，ヘリコバクター ピロリ，レジオネラ菌，など
ウイルス	RSウイルス，SARS-CoV-2（新型コロナウイルス），アデノウイルス，インフルエンザウイルスA/B，HIV，HBV，ノロウイルス，ロタウイルス，など
毒素	ディフィシル毒素（CDトキシン）

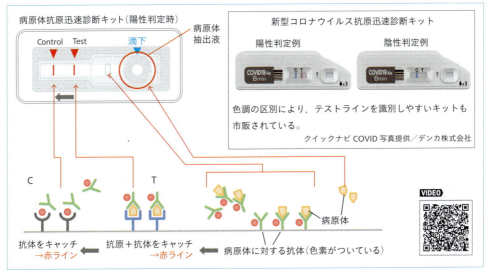

図8-5 イムノクロマトグラフィー法の原理と新型コロナウイルス抗原検査

体における検出限界以下の抗原量の場合は陰性（偽陰性）となるため，感染の時期，検体の採取方法に注意が必要である。不顕性（無症候）感染者や，治癒後（症状が治まった後）において生体に抗原が残存する場合は陽性となることがある。

POCT（point of care testing）による**迅速診断検査**として，**イムノクロマトグラフィー法**（免疫クロマトグラフィー法）が広く用いられている。

イムノクロマトグラフィー法は，濾紙上での抗原抗体反応を原理とする方法で，キット化された検査試薬が市販されている。インフルエンザウイルス，SARS-CoV-2（新型コロナウイルス）などのウイルス検出を目的とする試薬や，肺炎球菌，A群溶血性レンサ球菌，レジオネラ菌，ヘリコバクター ピロリ，ディフィシル毒素など多岐にわたる（表8-6）。簡便な手技で実施可能だが，原理の理解不足による判定ミスにつながりやすい。10～30分前後で結果が得られる**迅速診断検査**であり専用の設備が不要なことから，看護師や医師が病棟や外来で行う機会も多い。

▶ **原理および注意点**　病原体抗原に対する抗体と，検出色素が塗布されている濾紙の端に検体（病原体の抗原）抽出液を接種すると，抽出液が反応エリアまで拡散し抗体，検出色素と反応し，肉眼的に観察可能なラインが見える。

イムノクロマトグラフィー法では，検体抽出液の量不足，反応時間の不足などの技術的エラーや検体抽出液の目詰まりなどの理由により，テストライン（病原体抗体）まで検体抽

IV　培養によらない方法　157

出液が到達しない場合においても偽陰性となるため，コントロールラインの発色を必ず確認後，テストラインの有無を判定する（図8-5）。

2 遺伝子検出検査

検体から病原体の遺伝子を検出する方法で，主なものはPCRなどの**遺伝子増幅法**である。

遺伝子増幅法は，検体中の病原体の微量な遺伝子を増幅することによって検出し，病原体を同定する病原体検出キットが市販されている。菌体を得ることができないため，可能な限り培養検査も実施する。診断結果が患者の予後や社会公衆衛生に大きく影響し，迅速な診断を必要とする感染症の病原体や，人工培地に発育しないウイルスなどの病原体や毒素の検出に利用されている。結核菌は培養に数週間を要することから，遺伝子増幅法を用いて迅速に診断することが多い。

一般的に培養法や抗原検出法と比較し高感度である。病原体そのものを検出するのではなく，病原体の遺伝子の一部のみを対象とする。そのため検体中に微量の遺伝子があれば増幅させることができ，治療により病原体が死滅し遺伝子の一部が検体中に残存する場合や，起炎微生物以外の由来の遺伝子でも増幅される。また，増幅後の産物が検体に混入した場合も偽陽性となる可能性があり，操作には細心の注意が必要である。患者に症状が認められる場合においても，検体における病原体遺伝子が検出限界以下の場合は陰性（偽陰性）となるため，感染の時期，検体の採取方法に注意が必要であり，臨床症状などと併せて診断する。

検体前処理を含めて数時間で結果が得られる**迅速診断検査**である。専用の設備を備える

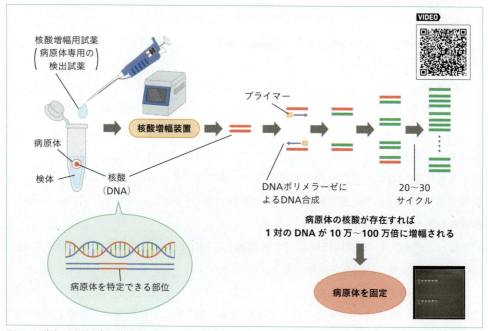

図8-6 遺伝子増幅（PCR）法を用いた迅速検査

微生物検査室や検査センターなどの専門施設で行う。

　ポリメラーゼ連鎖反応（polymerase chain reaction：**PCR**）は，検体に含まれる病原体の DNA の特定部分の合成を数十回繰り返すことにより増幅させる。この増幅工程によって増幅産物が確認できる場合は陽性，確認できない場合は陰性と判定する（図 8-6）。

　インフルエンザウイルスや SARS-CoV-2（新型コロナウイルス）などの DNA をもたない RNA ウイルスに対しては，**逆転写反応**により DNA を合成し反応を開始する。また，より迅速に結果を得るために，DNA 量をリアルタイムに確認し，DNA 量が閾値（いきち）を超えた時点で陽性と判定する **real-time PCR 法**（定量的 PCR），複数の標的 DNA を同時に増幅するための multiplex PCR 法も開発され，利用されている。

V　緊急報告（panic value）

　生化学検査，血液検査，血液ガス検査などでは，パニック値（critical value）が設定されている。「生命が危ぶまれるほど危険な状態にあることを示唆（しさ）する異常値」とされ，パニック値がみられたら早期に適切な治療により救命する。感染症診断検査においては，患者の予後に加えて，社会公衆衛生学的な影響も考慮する。たとえば，血液や髄液などの無菌材料から病原体が検出された場合，いかに速やかに適切な処置が行われるかによって患者の予後に大きく影響する。また，結核の診断や髄膜炎菌の検出は社会公衆衛生にも大きな影響を及ぼす。

　緊急報告の項目は，医療機関単位での基準の設定や，報告手順とそれに対する対応を決めておくべきである。参考として，アメリカ微生物学会で設定されているパニックバリューを表 8-7 に示す。

表8-7　パニックバリューの指針

1　髄液の鏡見検査における微生物検出
2　関節液の鏡見検査における微生物検出
3　クリプトコッカス抗原陽性
4　髄液からの肺炎球菌，B 群溶血性レンサ球菌，髄膜炎菌，インフルエンザ菌 b 型抗原検出
5　抗酸菌染色陽性
6　血液培養陽性（コンタミネーションを除く）
7　髄液培養陽性
8　血液塗抹標本におけるマラリア陽性
9　眼科検体における緑膿菌，バチルス菌培養陽性
10　結核菌培養陽性
11　腸管出血性大腸菌 O157：H7 培養陽性
12　病原性ナイセリア培養陽性
13　妊婦（35 週から 37 週）の B 群溶血性レンサ球菌培養陽性
14　その他

VI 薬剤(抗菌薬)感受性検査

　細菌感染症の患者に対する抗菌薬による化学療法は，原因療法（原因そのものを取り除く治療）である。そのためには，診断検査により感染症の原因である起炎菌を明らかにし，起炎菌に有効な抗菌薬を投与する。投与抗菌薬の選定に際しては，薬剤（抗菌薬）感受性検査を実施し，候補となる抗菌薬の性質（PK-PD），患者の状態に基づいた適正な使用方法を考慮し，治療に最も適した薬剤を選定し投与する。

❶ 薬剤(抗菌薬)感受性検査

　起炎菌（細菌）に対する有効な抗菌薬を選択するための検査である。

　検査方法には，主に希釈法（MIC）とディスク拡散法がある。希釈法，ディスク拡散法で得られた数値を判定基準（clinical and laboratory standards institute：CLSI など）に照合し，治療効果が期待できる抗菌薬かどうか判断する（治療における適否，候補の選定）。

　抗菌薬感受性をもとに耐性菌の種類（MRSA，ESBL 産生菌，CRE など）を判断し，感染対策を講じる。

(1) 希釈法〔MIC（minimum inhibitory concentration；最小発育阻止濃度）〕

　国際的な機関（CLSI）などが規定する方法を用いる。

　MIC 測定の手順は，①抗菌薬の 2 倍希釈系列（……8，4，2，1，0.5，……μg/mL）を含む液体または寒天培地を調製する，②これらの抗菌薬含有培地に，被検菌を接種し，規定の温度で一定時間培養する。一般的な細菌では 35℃ ± 2℃の大気条件下において，16 〜 20 時間または 24 時間培養する，③どの抗菌薬濃度で被検菌の発育が阻止されるかを確認し，発育が阻止された最小の抗菌薬濃度が MIC である。

　菌の発育は，液体培地の場合は菌の発育による濁り，寒天培地の場合は菌の集落形成を確認する。たとえば，1，2，4 μg/mL の抗菌薬含有培地に菌の発育がみられ，8，16，32 μg/mL の抗菌薬含有培地に発育がみられない場合，菌の発育が阻止されている最小の抗菌薬濃度 8 μg/mL が MIC である。図 8-7 に希釈法の原理と微生物検査室で標準的に行われるマイクロプレート法（微量液体希釈法）を示した。これらが組み込まれた自動測定装置が普及している。

(2) ディスク拡散法

　希釈法（MIC）と同様に，CLSI などが規定する方法を用いて実施する。被検菌を一面に塗り広げた寒天培地に，抗菌薬含有濾紙（感性ディスク）を貼付し，一定時間（被検菌により異なり，16 〜 24 時間程度）培養する（図 8-8）。ディスクから同心円状に外側に向かい抗菌薬が拡散することにより，寒天培地中に抗菌薬の濃度勾配が生じ，被検菌は，濃度勾配に応じ発育する。菌の発育が阻止される抗菌薬濃度の培地表面に発育阻止帯が円状に形成される。**阻止円**の直径を測定する。

160　　第 8 章　感染症の診断

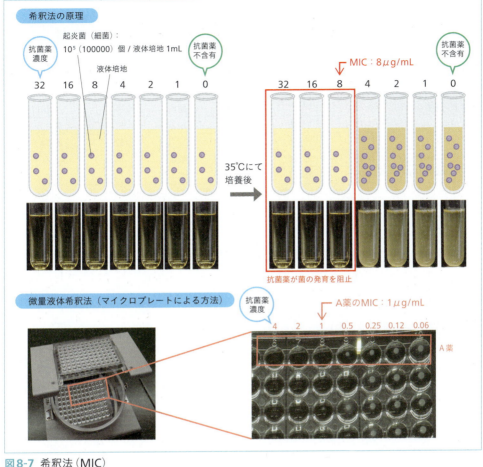

図8-7 希釈法（MIC）

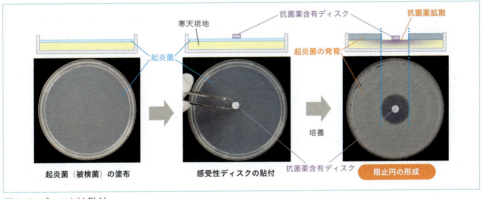

図8-8 ディスク拡散法

（3）適正な抗菌薬の選択

　希釈法（MIC）やディスク拡散法によって得られる数値から，被検菌（起炎菌）に対し，治療効果が期待できる抗菌薬かどうか判断する。MICまたは阻止円径をCLSI基準に照合し，感性（S：susceptible），耐性（R：resistant）を判定する（表8-8）。感性は，被検菌に

表8-8 CLSIガイドラインによる判定基準（緑膿菌）（抜粋）

抗菌薬	判定基準（mm）　ディスク拡散法			判定基準（μg/mL）MIC法		
	S	I	R	S	I	R
ピペラシリン	≧ 21	15-20	≦ 14	≦ 16	32-64	≧ 128
セフタジジム	≧ 18	15-17	≦ 14	≦ 8	16	≧ 32
セフェピム	≧ 18	15-17	≦ 14	≦ 8	16	≧ 32
アズトレオナム	≧ 22	16-21	≦ 15	≦ 8	16	≧ 32
イミペネム	≧ 19	16-18	≦ 15	≦ 2	4	≧ 8
アミカシン	≧ 17	15-16	≦ 14	≦ 16	32	≧ 64
シプロフロキサシン	≧ 25	19-24	≦ 18	≦ 0.5	1	≧ 2
レボフロキサシン	≧ 22	15-21	≦ 14	≦ 1	2	≧ 4

出典／CLSI. M100 Performance Standards for Antimicrobial Susceptibility Testing, 31th Edition. Clinical and Laboratory Standards Institute, 2021.

よる感染症に対して，治療効果が期待できる抗菌薬で，耐性は，治療効果が期待できない抗菌薬であることを示す。

第 **9** 章

感染症の治療

この章では

- 抗菌薬の種類と作用機序を理解する。
- 抗真菌薬と抗ウイルス薬の種類と作用機序を学ぶ。
- 抗菌薬耐性菌とその機構を学ぶ。
- 菌交代（症）現象を理解する。
- 抗菌薬適正使用の理論を学ぶ。

I 化学療法と抗微生物薬

化学療法とは，カビや放線菌などの天然物から抽出したもの（**抗生物質**）や人工的に化学合成された物質（**合成抗菌薬**）を用いて感染症の原因となる微生物を静菌または殺菌し，感染症を治療する方法である。がんの治療に用いられる化学物質も同様に化学療法薬とよばれる。

ここでは，感染症の治療に用いられる**抗微生物薬**について解説する。抗微生物薬には抗菌薬，抗真菌薬，抗ウイルス薬などがあり，それぞれの病原体に対する増殖阻害などを示す薬剤に分類される。

A 抗菌薬

抗菌薬は細菌に特異的に働き，菌の分裂を阻止（静菌），または菌そのものに作用して死滅（殺菌）させ，菌の増殖を阻害する。その作用（働き）は抗菌薬の種類によって異なり，菌が分裂する部位に作用して分裂を止めるもの，菌が分裂するための**たんぱく合成**（細胞のもととなるものをつくる）や核酸の複製を阻害するものなど，様々である（図9-1）。このような菌に対する作用のしかたを**作用機序**とよぶ。

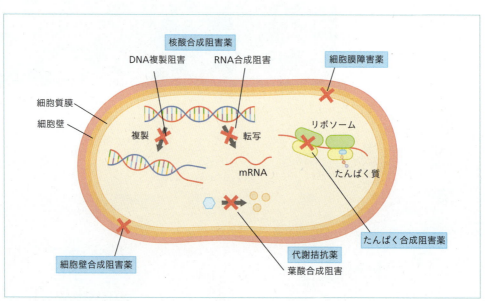

図9-1 抗菌薬の作用機序

1. 抗菌薬の分類

1 | β-ラクタム系薬

構造中に**β-ラクタム環**を有する化合物であり，ペニシリン系薬，セファロスポリン系薬，カルバペネム系薬，モノバクタム系薬などがある（**表9-1**）。それぞれ基本骨格の側鎖を変化させることにより，抗菌スペクトルの拡大，抗菌力の増強，不活化酵素に対する安定性，体内移行性などが改善されている。

表9-1 主な抗菌薬

種類			薬剤名
β-ラクタム系薬	ペニシリン薬		ベンジルペニシリン（PCG），アンピシリン（ABPC），アモキシシリン（AMPC），ピペラシリン（PIPC）
	セフェム薬	第1世代	セファゾリン（CEZ），セファレキシン（CEX）
		第2世代	セフォチアム（CTM），セフメタゾール（CMZ），セファクロル（CCL）
		第3世代	セフォタキシム（CTX），セフォペラゾン（CPZ），セフトリアキソン（CTRX），セフタジジム（CAZ），セフジニル（CFDN），セフジトレン（CDTR），セフカペン（CFPN）
		第4世代	セフェピム（CFPM），セフォゾプラン（CZOP）
	セファマイシン薬		セフメタゾール（CMZ），セフミノクス（CMNX）
	オキサセフェム薬		ラタモキセフ（LMOX），フロモキセフ（FMOX）
	ペネム薬		ファロペネム（FRPM）
	カルバペネム薬		イミペネム（IPM），メロペネム（MEPM），ビアペネム（BIPM），ドリペネム（DRPM）
	モノバクタム薬		アズトレオナム（AZT）
	β-ラクタマーゼ阻害薬		アモキシシリン/クラブラン酸（AMPC/CVA），アンピシリン/スルバクタム（ABPC/SBT），セフォペラゾン/スルバクタム（CPZ/SBT），ピペラシリン/タゾバクタム（PIPC/TAZ），セフトロザン/タゾバクタム（CTLZ/TAZ）
アミノグリコシド薬			ストレプトマイシン（SM），カナマイシン（KM），アルベカシン（ABK），スペクチノマイシン（SPCM），ゲンタマイシン（GM），トブラマイシン（TOB），アミカシン（AMK），イセパマイシン（ISP）
マクロライド薬			エリスロマイシン（EM），スピラマイシン（SPM），クラリスロマイシン（CAM），ロキシスロマイシン（RXM），アジスロマイシン（AZM）
リンコマイシン薬			リンコマイシン（LCM），クリンダマイシン（CLDM）
テトラサイクリン薬			テトラサイクリン（TC），ドキシサイクリン（DOXY），ミノサイクリン（MINO）
クロラムフェニコール薬			クロラムフェニコール（CP）
グリコペプチド薬			バンコマイシン（VCM），テイコプラニン（TEIC）
グリシルサイクリン系			チゲサイクリン（TGC）
環状リポペプチド薬			ダプトマイシン（DAP）
ポリペプチド薬			コリスチン（CL），ポリミキシンB（PL-B），バシトラシン（BC）
オキサゾリジノン薬			リネゾリド（LZD），テジゾリド（TZD）
キノロン薬			シプロフロキサシン（CPFX），レボフロキサシン（LVFX），ロメフロキサシン（LFLX）トスフロキサシン（TFLX），パズフロキサシン（PZFX），ガチフロキサシン（GFLX）シタフロキサシン（STFX），モキシフロキサシン（MFLX）
その他			ホスホマイシン（FOM），リファンピシン（RFP），ムピロシン（MUP）

I 化学療法と抗微生物薬

β-ラクタム薬は，細胞壁架橋形成の最終段階である**トランスペプチダーゼ**（transpeptidase）を主に阻害する（**細胞壁合成阻害薬**）。

❶ ペニシリン系薬

グラム陽性菌に有効なベンジルペニシリン，グラム陽性菌・グラム陰性菌ともに有効なアンピシリン，さらに抗緑膿菌作用をもつピペラシリンなどがある。また，ベンジルペニシリンは梅毒トレポネーマにも有効である。

❷ セフェム系薬

グラム陽性菌・陰性菌に幅広い抗菌スペクトルをもち，その構造の特徴から，セファロスポリン薬，セファマイシン薬，オキサセフェム薬に分けられる。

抗菌スペクトルの拡大，不活化酵素に対する安定性から，第1世代，第2世代，第3世代，第4世代セフェム薬とよばれる。第1世代薬はグラム陽性球菌や大腸菌，肺炎桿菌などのグラム陰性菌に有効である。第2世代薬は，グラム陽性菌に対しては第1世代より劣るものの，その抗菌スペクトルはグラム陰性桿菌にも拡大し，嫌気性菌に対しても抗菌活性を示す。第3世代薬はβ-ラクタマーゼに対して，より安定となり，グラム陰性桿菌に対して広域かつ高い抗菌活性を示し，一部の薬剤は緑膿菌に対しても有効である。逆にグラム陽性菌に対しては抗菌力が減弱した。第4世代薬は，MRSAや緑膿菌に対する抗菌力の改善を目標に開発された。

❸ カルバペネム系薬

グラム陽性菌・陰性菌，嫌気性菌にも幅広い抗菌スペクトルを有し，緑膿菌にも有効で，その抗菌力は強い。多くの細菌感染症に有効で，免疫能が低下した患者（immuno compromised host）における感染症や重症感染症に使用される。

❹ モノバクタム系薬

単環性のβ-ラクタム系薬で，グラム陰性菌に有効である。

❺ β-ラクタマーゼ阻害薬

細菌が産生するβ-ラクタマーゼに結合することによって，β-ラクタマーゼが作用できないようにする薬剤である。阻害薬自体には抗菌作用はほとんどなく，β-ラクタマーゼによって分解を受けやすいβ-ラクタム薬に配合して使用することを目的として開発された薬剤である。現在一般的に用いられているβ-ラクタマーゼ阻害薬には，クラブラン酸（CVA），スルバクタム（SBT），タゾバクタム（TAZ），などがあり，それぞれβ-ラクタム薬と配合した製剤として広く用いられている。

2 アミノグリコシド系薬

アミノグリコシド薬には，グラム陽性菌，緑膿菌を含むグラム陰性菌に幅広い抗菌スペクトルを有するゲンタマイシン，アミカシン，トブラマイシン，イセパマイシンなどがある。また，抗結核作用を有するストレプトマイシン，カナマイシン，メチシリン耐性黄色ブドウ球菌（MRSA）に有効なアルベカシン，淋菌に有効なスペクチノマイシンがある。**た**

んぱく合成阻害薬で，たんぱく合成の初期段階を抑え，殺菌的に作用する。嫌気性菌には無効である。

3 マクロライド系薬

分子量が大きく，多員環ラクトンをもち，その構造から14員環のエリスロマイシン，クラリスロマイシン，ロキシスロマイシン，15員環のアジスロマイシン，16員環のジョサマイシン，スピラマイシンが主な薬剤である。グラム陽性菌，マイコプラズマ，レジオネラ，クラミジア（クラミドフィラ）に有効である。**たんぱく合成阻害薬**であり静菌的に作用する。

4 テトラサイクリン系薬

グラム陽性菌・陰性菌，梅毒トレポネーマ，リケッチア，クラミジア（クラミドフィラ）と幅広い抗菌スペクトルを有する。しかし，多くの菌種で耐性が認められる。オウム病，発疹チフスやつつが虫病などのリケッチア感染症に対する第1選択薬である。**たんぱく合成阻害薬**で静菌的に作用する。テトラサイクリン，ミノサイクリンなどがある。

5 ポリペプチド系薬

ポリミキシンBやコリスチンは，**細胞膜障害**が作用機序である。すなわち，細胞膜のリン脂質と結合し，細胞膜に障害を起こし透過性を変化させる。

6 グリコペプチド系薬

バンコマイシンとテイコプラニンは，MRSAに有効である。バンコマイシンの経口薬はクロストリディオイデス ディフィシルによる偽膜性大腸炎の第1選択薬でもある。**細胞壁合成阻害薬**で壁合成の後期を阻害する。

7 環状リポペプチド系薬

ダプトマイシンはグラム陽性菌の細胞膜にカルシウムイオン濃度依存的に結合および浸透し，細胞膜中でオリゴマーを形成（ミセル化）して，膜電位の脱分極を引き起こし，カリウムイオンを流出させる。その結果，**たんぱく質，DNAおよびRNAの合成を阻害**し，溶菌を引き起こすことなく細菌を死滅させる。バンコマイシン耐性を含むMRSAやバンコマイシン耐性腸球菌（VRE）にも有効である。

8 オキサゾリジノン系薬

リネゾリドやテジゾリドは，細菌のリボソームの50Sサブユニットに特異的に結合することにより，リボソームが70S複合体の形成を阻害する。たんぱく合成の初期段階に作用し，細菌がたんぱく質の合成を開始できないようにして，細菌の増殖を抑制する。グ

I 化学療法と抗微生物薬　　167

ラム陽性菌に強い抗菌作用を有し，MRSA，バンコマイシン耐性黄色ブドウ球菌（VRSA），VREなどの耐性菌への特効薬として用いられている。テジゾリドはリネゾリド耐性グラム陽性球菌の一部にも活性を示す。

9　キノロン系薬

グラム陽性菌，緑膿菌を含むグラム陰性菌，嫌気性菌に幅広い抗菌スペクトルを有し，マイコプラズマ，リケッチア，クラミジア（クラミドフィラ）にも有効である。キノロン薬は，DNAジャイレース*や終結時に働くトポイソメラーゼⅣに作用し，**DNA合成（複製）を阻害する合成抗菌薬**である。

2. 抗菌薬の作用機序

抗菌薬が細菌のどの部分に作用して抗菌作用を発揮するかは，4つに大別される。

その作用点により，①**細胞壁合成阻害**，②**細胞膜障害**，③**たんぱく合成阻害**，④**核酸合成阻害**に分けられる（図9-2，表9-2）。

1　細胞壁合成阻害

細菌の細胞壁はペプチドグリカン（ムレイン）から成る網目状構造をしている。

β-ラクタム薬は，ペプチドグリカンの架橋形成の最終段階を阻害する。β-ラクタム薬と結合するたんぱくが，ペニシリン結合たんぱく（penicillin binding proteins：PBPs）で

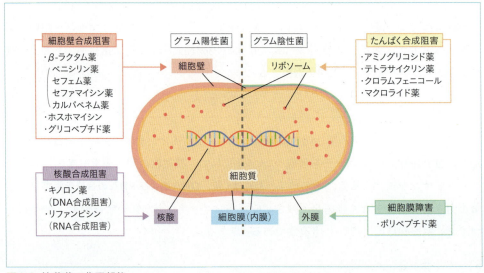

図9-2　抗菌薬の作用部位

---

*　**DNAジャイレース**：細菌がもつ2本鎖DNAの一方または両方を切断し再結合する酵素（DNAトポイソメラーゼⅡ型）の1種である。細菌のDNA複製には欠かせない酵素の一つであり，キノロン系抗菌薬はDNAジャイレースを選択的に阻害し，生体に影響を与えずに細菌の増殖のみを阻害する。

表9-2 抗菌薬の作用機序

作用点	抗菌薬	
細胞壁合成阻害	β-ラクタム薬 ホスホマイシン グリコペプチド薬	細胞壁合成の最終段階を阻害 細胞壁合成の前期を阻害 細胞壁合成の後期を阻害
細胞膜障害	ポリペプチド薬 環状リポペプチド薬	リン脂質と結合，細胞膜を阻害 膜電位の脱分極
たんぱく合成阻害	アミノグリコシド薬 テトラサイクリン薬 マクロライド薬 オキサゾリジノン薬	50S，30S サブユニットに作用 30S サブユニットに作用 50S サブユニットに作用 50S サブユニットに作用
核酸合成阻害	キノロン薬 リファンピシン	DNA 合成阻害：DNA ジャイレースを阻害 RNA 合成阻害：RNA ポリメラーゼを阻害

ある。

　その他，グリコペプチド薬（バンコマイシン，テイコプラニン）は，細胞壁合成の後期の段階を阻害する。また，ホスホマイシンは細胞壁合成の初期段階を阻害する。

2 ｜ 細胞膜障害

　ポリミキシン B やコリスチンは，細胞膜のリン脂質と結合し，細胞膜に障害を起こし透過性を変化させる。

　ダプトマイシンはグラム陽性菌の細胞膜にカルシウムイオン濃度依存的に結合および浸透し，膜電位の脱分極（だつぶんきょく）を引き起こし，カリウムイオンを流出させる。

3 ｜ たんぱく合成阻害

　アミノグリコシド薬，テトラサイクリン薬，マクロライド薬，オキサゾリジノン薬などは，たんぱく合成を阻害する。たんぱく合成はリボソームで行われるが，細菌のリボソームは 70S（30S と 50S サブユニット）から成り，動物細胞のリボソームの 80S（40S と 60S サブユニット）と異なっている。アミノグリコシド薬は，たんぱく合成の初期段階を抑え，70S サブユニットに作用し，その働きを抑えるとともにアミノ酸の配列順序を誤訳する。テトラサイクリン薬は 30S サブユニットに，マクロライド薬は 50S サブユニットに作用する（図9-3）。

4 ｜ 核酸合成阻害

　キノロン薬は DNA ジャイレースや終結時に働くトポイソメラーゼⅣに作用し，DNA 合成を阻害する。リファンピシンは，RNA ポリメレースに作用し RNA 合成を阻害する。

3. 特殊な抗菌薬

　抗菌薬のなかには結核菌や耐性菌の MRSA など，従来の抗菌薬には活性を示さなかった細菌に対しても効果を有する薬剤も開発されている（表 9-3）。

Ⅰ　化学療法と抗微生物薬　　169

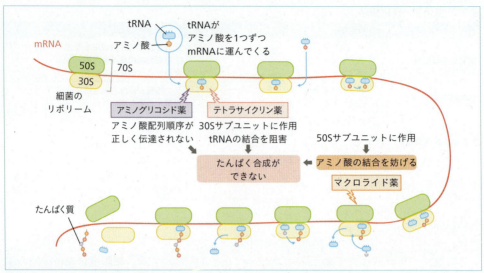

図9-3 たんぱく合成阻害

表9-3 特殊な抗菌薬と対象微生物

種類	薬剤名
抗結核薬	イソニアジド（INH），リファンピシン（RFP），ピラジナミド（PZA），ストレプトマイシン（SM），エタンブトール（EB）など
抗MRSA薬	バンコマイシン（VCM），テイコプラニン（TEIC），アルベカシン（ABK），リネゾリド（LZD），ダプトマイシン（DAP），テジゾリド（TZD）など

B 抗真菌薬

真菌の細胞膜や細胞壁合成系に作用し，発育を阻害する薬剤である（表9-4）。

1. 抗真菌薬の分類

1 ポリエン系

真菌の細胞膜に作用し，**膜障害**を引き起こす。アムホテリシンBは現在最も強い抗真菌薬であるが，副作用が強いことから，改良型のアムホテリシンBのリポソーム製剤（アムビゾーム®）が開発された。

2 アゾール系

真菌のシトクロムP-450（うちラノステロールのC-14のメチル基を脱メチル化するもの）を阻害し，真菌細胞膜成分であるエルゴステロールの合成を阻害する。ミコナゾール，イトラコナゾール，フルコナゾール，イサブコナゾニウム，ポサコナゾール，ボリコナゾールなど多くの種類がある。

表9-4 抗真菌薬の分類と特徴

分類	一般名	投与方法	特徴
ポリエン系薬	ナイスタチン（NYS） アムホテリシンB（AMPH–B）	経口 経口・注射	細胞膜のエルゴステロールの合成阻害
アゾール系薬	ミコナゾール（MCZ） フルコナゾール（FLCZ） イトラコナゾール（ITCZ） ボリコナゾール（VRCZ） イサブコナゾニウム（ISCZ） ポサコナゾール（PSCZ）	注射・経口ゲル 経口・注射 経口・注射 経口・注射 経口・注射 経口・注射	細胞膜のエルゴステロールの合成阻害
キャンディン系薬	ミカファンギン（MCFG） カスポファンギン（CPFG）	注射 注射	細胞壁構成成分であるβ-(1,3)-Dグルカンの合成酵素を阻害
ピリミジンアナログ系薬	フルシトシン（5-FC）	経口	核酸（RNA）合成を阻害

3 キャンディン系

ミカファンギン，カスポファンギンは，真菌の細胞壁形成に必要なβ-(1,3)-Dグルカンという多糖成分の生合成を阻害する。近年開発された新しい抗真菌薬で，強い殺真菌作用を有し比較的副作用が少ない。

4 ピリミジンアナログ系

真菌細胞膜のシトシン透過酵素を介して真菌細胞内に選択的に取り込まれた後，脱アミノ化されて5-フルオロウラシルとなり，核酸合成系などを阻害する。フルシトシン（5-FC）が市販され用いられている。

C 抗ウイルス薬

過去にはウイルスに直接的に作用する治療薬はなく，ワクチンによる予防やグロブリン製剤による間接的な治療法がとられてきた。現在では代表的な抗ウイルス薬として，抗ヘルペス薬のアシクロビルや，抗インフルエンザ薬として，ノイラミニダーゼ阻害薬のオセルタミビル（経口薬），ペラミビル（注射薬）などが開発され，広く用いられ優れた効果をあげている。抗肝炎ウイルス薬や抗HIV薬の開発も進み，臨床で応用され，高い治療効果が得られている（表9-5）。

表9-5 抗ウイルス薬

ウイルス	抗ウイルス薬	作用
インフルエンザウイルス	オセルタミビル（経口）：タミフル®	ノイラミニダーゼ阻害
	ザナミビル（吸入）：リレンザ®	ノイラミニダーゼ阻害
	ファビピラビル（経口）：アビガン®	RNA ポリメラーゼ阻害
	ラニナビル（吸入）：イナビル®	ノイラミニダーゼ阻害
	ペラミビル（注射）：ラピアクタ®	ノイラミニダーゼ阻害
単純ヘルペスウイルス **水痘・帯状疱疹ウイルス**	アシクロビル（ACV）	
	ビダラビン（Ara-A）	DNA 合成阻害
	バラシクロビル（VACV）	
	ファムシクロビル（FCV）	
B型肝炎ウイルス	エンテカビル（経口）	DNA 合成阻害
	テノホビル（経口）	
C型肝炎ウイルス	リバビリン（経口）	RNA 合成阻害
	レジパスビル・ソホスブビル配合剤	
	グレカプレビル・ピブレンタスビル配合剤	ゲノム複製複合体阻害
	ソホスブビル・ベルパタスビル配合剤	
ヒト免疫不全ウイルス	ジドブジン（AZT）	
	ラミブジン（3TC）	DNA 合成阻害（逆転写酵素阻害）
	アバカビル	
	エムトリシタビン	
	リトナビル	
	ロピナビル	プロテアーゼ阻害（ウイルス粒子形成阻害）
	アタザナビル	
	ダルナビル	
	ラルテグラビル	
	マラビロク	インテグラーゼ阻害
	ドルテグラビル	
	ビクテグラビル	
	ドラビリン	
	ネビラピン	非核酸系逆転写酵素阻害
	エトラビリン	
	リルピビリン	
	ジドブジン	
	ラミブジン	
	アバカビル	核酸系逆転写酵素阻害
	エムトリシタビン	
	テノホビル	
サイトメガロウイルス	ガンシクロビル（注射）	
	バルガンシクロビル（経口）	DNA ポリメラーゼを阻害
	ホスカルネット	
	レテルモビル	DNA ターミナーゼ複合体を阻害

II 抗菌薬耐性菌／菌交代(症)現象

A 抗菌薬耐性菌

　細菌による感染症の治療に抗菌薬が投与される。しかし，細菌の一部は抗菌薬の作用を妨害することで，抗菌薬の影響を受けずに分裂し，継続的に増殖が可能になる。このように抗菌薬に抵抗性を有する菌を**抗菌薬耐性菌**という。

1. 自然耐性と獲得耐性

　自然界に分布する細菌は，抗菌薬が存在してもその影響を受けずに増殖できることがあり，これらを**自然耐性**とよぶ。自然耐性には菌の構造（形）によるものや，もともと菌が産生する酵素が抗菌薬を分解する性質をもつものがある。

　その一方で，抗菌薬との継続的な接触により徐々に抵抗性を得る場合や，細菌が分裂する過程で突然変異が起こり，抗菌薬に抵抗する能力を得る場合など，後天的に耐性を獲得する，**獲得耐性**がある。さらにほかの耐性菌から耐性遺伝子をプラスミドなどで受け取り，耐性を獲得する場合もある（図9-4）。

　抗菌薬に対して耐性となるしくみは，大きく3つの機序によって成り立つ。

　①抗菌薬を分解または抗菌薬の形を変えてしまう修飾酵素を産生し，抗菌薬を壊し（**不活化**），作用できなくする（**不活化酵素の産生**）。②菌体の膜を変性させ抗菌薬を菌体内に入りにくいようにする，菌体内に入ってきた抗菌薬を菌体の外へ排出する（**膜透過性の低下と排出ポンプ**）。③抗菌薬が菌体に作用する部位や遺伝子を変化させ作用を妨害する（**作用点の変化**）。このような方法で，抗菌薬の作用を妨害し，細菌は増殖できるようになる（表9-6）。

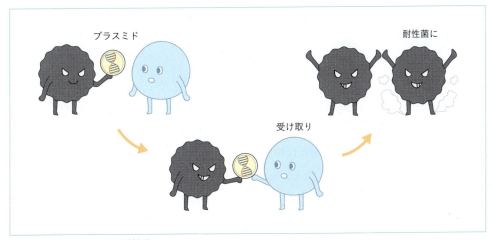

図9-4 プラスミドによる耐性化

表 9-6 耐性菌の耐性機構

耐性機構	内容		主な耐性抗菌薬
不活化酵素の産生	分解酵素の産生 (β-ラクタマーゼ)	ペニシリナーゼ ESBL セファロスポリナーゼ カルバペネマーゼ （メタロβ-ラクタマーゼ）	ペニシリン薬 ペニシリン薬・セフェム薬 セフェム薬 カルバペネム薬
	修飾酵素の産生	アセチル化酵素 アデニリル化酵素 リン酸化酵素	アミノグリコシド薬 アミノグリコシド薬 アミノグリコシド薬・クロラムフェニコール
膜透過性の低下	ポーリンの欠損		カルバペネム薬
排出たんぱく	排出機構		キノロン薬・β-ラクタム薬
作用点の変化	PBP の変異，DNA ジャイレースの変異		β-ラクタム薬・キノロン薬

ESBL：基質特異性拡張型β-ラクタマーゼ
PBP：ペニシリン結合たんぱく

1 | 分解酵素の産生

β-ラクタム環を開裂させる酵素であるβ-ラクタマーゼを産生し，β-ラクタム薬耐性となる（図9-5）。そのうちどのβ-ラクタム薬を不活化させやすいかにより，以下の不活化酵素に分類される。

❶ペニシリナーゼ（ペニシリン薬：主にプラスミド獲得）
❷セファロスポリナーゼ（セフェム薬：主に染色体の遺伝子変異）
❸基質拡張型β-ラクタマーゼ（ESBL）（ペニシリン薬・第3世代を含むセフェム薬：主にプラスミド獲得）
❹カルバペネマーゼ（カルバペネム薬・第3世代を含むセフェム薬・ペニシリン薬：主にプラスミド獲得）

2 | 修飾酵素の産生

アミノグリコシド薬などは，修飾酵素の産生により不活化される。

❶アセチル化酵素の産生（アミノ基［−NH$_2$］をアセチル化する）
❷アデニリル化酵素の産生（水酸基［−OH］をアデニリル化する）
❸リン酸化酵素の産生（水酸基をリン酸化する）

3 | 細胞表層の変化（膜透過性の低下）

抗菌薬が細菌に作用するためには，その細胞内に入り，作用点に到達する必要がある。耐性菌は，抗菌薬に抵抗するため細胞表層が変化し，抗菌薬が細胞内に入る経路を妨害している場合がある。グラム陰性菌には外膜があり，栄養分などの物質を通すルートとして機能する**ポーリン**とよばれるたんぱく，これが強固に結合し**ポーリン孔**を形成している。カルバペネム薬耐性の緑膿菌は，このポーリンたんぱくの欠損や減少により耐性化している。

174　　第9章　感染症の治療

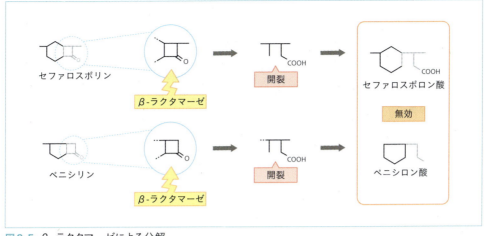

図9-5 β-ラクタマーゼによる分解

4 排出たんぱく

菌体内に入った薬剤を外にくみ出す（エフラックスポンプ：efflux pump）膜たんぱくを，**排出たんぱく**という。キノロン薬耐性やβ-ラクタム薬耐性などで認められている。緑膿菌ではいくつかの排出たんぱくが明らかになっている。

5 作用点の変化

作用点が変化すると抗菌薬は結合できず，抗菌作用が発揮されないため，耐性となる。β-ラクタム薬はその作用点であるPBPsに結合し，抗菌作用を発揮する。しかし，MRSA（メチシリン耐性黄色ブドウ球菌）のβ-ラクタム薬耐性は，β-ラクタム薬の結合を回避するPBPsのPBP2'を新たに産生することによる。また，PRSP（ペニシリン耐性肺炎球菌）ではPBPsの1a，2x，2bの変異によって耐性化する。キノロン薬耐性は，作用点であるDNAジャイレースの変異（gyr Aの変異）である。

＊

これらの抵抗の機序を**耐性機構**（メカニズム）といい，ひとつの機構または複数の機構を組み合わせて抗菌薬に耐性化する（図9-6）。複数の耐性機構を有する耐性菌を**多剤耐性菌**といい，作用が異なる何種類もの抗菌薬が無効と（耐性となる）ことから，治療に使える抗菌薬がほとんどなくなってしまう。

耐性菌が生じるしくみとして最も一般的なのが，抗菌薬の選択圧による耐性菌の選択残存である。この場合の選択残存とは，抗菌薬の存在下で死滅せずに耐えた細胞（細菌）が生き残ることであり，自然界で例えると，適者生存による間引き現象である。環境に適応できない弱いものは自然淘汰され，耐えられるものだけが生き延びる。

細菌の多くは$10^8 \sim 10^{10}$個に1個の割合で（その頻度は菌により異なる）突然変異により耐性菌が生じている。その細菌の集団（$10^8 \sim 10^{10}$個）に抗菌薬による選択圧がかかると，そ

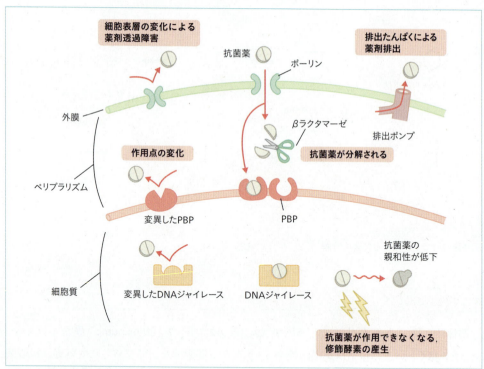

図9-6 主な抗菌薬耐性機構

の抗菌薬に抵抗できるもの（耐性菌）だけが生き残り，分裂を繰り返し増えていく。一般的に細菌は20〜60分で2分裂することから，選択圧によって耐性菌が置き換わるのも速い。また，分裂速度が速いことから増殖も速く，1日に満たない時間で1個が10^8個以上に増えることから突然変異も起こりやすく，変異が起きた細菌が耐性菌の場合，そのまま耐性菌として増え続ける。さらに細菌どうしで遺伝情報のやりとりができるので，ほかの耐性菌から遺伝情報を**プラスミド**などにより受け取り，耐性の遺伝子を獲得して耐性菌へと変化する場合もある。臨床の現場で問題となっている耐性菌は，抗菌薬の使用量の増加とともに増えてきた獲得耐性菌が多い。

B 菌交代（症）現象

感染症患者に抗菌薬を使い続けると，感染症の原因となっていた細菌が死滅し排除される。その一方で，患者体内に存在していた治療に用いた抗菌薬に耐性の細菌や抗菌薬に抵抗を示す真菌などが増殖し，これらの菌による感染症に代わってしまう。このような現象を**菌交代（症）現象**（図9-7）という。抗菌薬による治療中や治療後に生じるMRSA腸炎，クロストリディオイデス ディフィシルによる偽膜性腸炎，クレブシエラ オキシトカによる出血性腸炎，カンジダ症などがその代表例で，特に広域スペクトルの抗菌薬が長期に投与された後に起こることが多い。

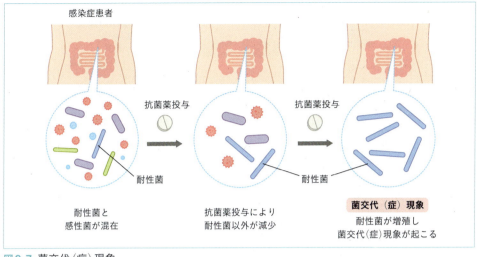

図9-7 菌交代(症)現象

III 抗菌薬適正使用

　感染症の治療で抗菌薬がもつ特性に基づいた最も効果的な投与方法を **PK-PD 理論**という。**PK**（pharmacokinetics；**薬物動態**）とは生体内（臓器）における抗菌薬の移行と排泄で，**PD**（pharmacodynamics；**薬力学**）とは抗菌薬の細菌に対する作用特性である。

　抗菌薬が作用して，細菌の発育を抑制し，その後抗菌薬が消失（または減少）しても一定の間，細菌の再増殖を抑える効果があることが知られている。このような効果を **PAE**（post antibiotic effect）という（図 9-8）。

　抗菌薬を生体内に投与すると徐々に血中濃度が上昇し，やがて体内から排泄される。抗菌薬投与後の最も高い血中濃度を**最高血中濃度**（**Cmax**）といい，その後，体内から排出が進み Cmax から半分の血中濃度になる時間を**血中半減期**（$T_{1/2}$）という。生体内における抗菌薬血中濃度の面積，すなわち体内に分布する抗菌薬の総量の面積を **AUC**（area under

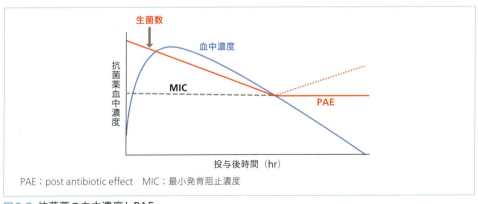

PAE；post antibiotic effect　MIC；最小発育阻止濃度

図9-8 抗菌薬の血中濃度とPAE

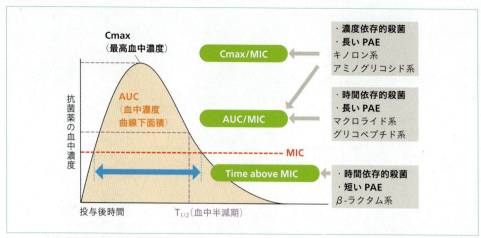

図9-9 抗菌薬投与後の血中濃度推移とパラメーター

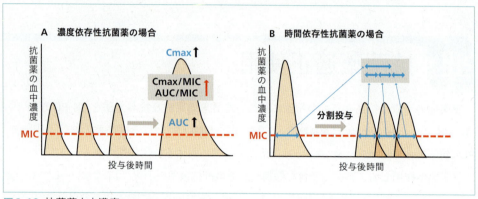

図9-10 抗菌薬血中濃度

curve）といい，抗菌薬の細菌に対する最小発育阻止濃度（MIC）以上の濃度が維持される（作用している）時間を **time above MIC**（**TAM**）という（図9-9）。

　抗菌薬を正しく使用するためにはその性質，作用の特性によって投与方法を計画して，最も効果的に治療を行うことが必要である。

　たとえば，抗菌薬の濃度が高いほど細菌に対して殺菌的に作用（濃度依存）する場合は，1回の投与量を多くし，最高血中濃度を高くする（図9-10A）。また，抗菌薬が作用している時間が長ければ長いほど効果がある（時間依存）場合は，血中の抗菌薬濃度がMICを上回る濃度（TAM）を維持するように，1日に複数回投与する（図9-10B）。

　このように，最も高い治療効果が得られるように抗菌薬を投与することを**抗菌薬適正使用**といい，同時に耐性菌を生じさせにくい治療法である。

　このような抗菌薬の体内動態である血中パラメーター（Cmax, AUC, TAM）とMICとの関連（比や時間）により適正使用を行う。

▍巻末付録　日本で接種可能な主なワクチン（2024年4月現在）

ワクチン名	種類	制度	接種可能年齢	対象者	回数
経口弱毒生ヒトロタウイルスワクチン	生	定期A	生後6〜24週未満	生後6〜24週未満	2
5価経口弱毒生ロタウイルスワクチン	生	定期A	生後6〜32週未満	生後6〜32週未満	3
乾燥BCGワクチン	生	定期A	年齢制限なし	0歳	1
乾燥弱毒生麻疹風疹混合ワクチン	生	定期A	生後6か月以上	第1期：1歳 第2期：6歳になる年度（小学校入学前1年間） 第5期：昭和37年4月2日〜昭和54年4月1日生まれで風疹抗体価がH1法で1：8の男性（2024年度まで）	第1期：1回 第2期：1回 第5期：1回
乾燥弱毒生水痘ワクチン	生	定期A	1歳以上	1〜2歳	2回
乾燥ヘモフィルスb型ワクチン（破傷風トキソイド結合体）	不活化	定期A	生後2か月以上	生後2か月〜4歳	4回
沈降13価肺炎球菌結合型ワクチン（無毒性変異ジフテリア毒素結合体）	不活化	定期A	生後2か月以上	生後2か月〜4歳	4回
組み換え沈降B型肝炎ワクチン（酵母由来）	不活化	定期A	年齢制限なし	0歳	3回
沈降精製百日せきジフテリア破傷風不活化ポリオ（セービン株）混合ワクチン	不活化／トキソイド	定期A	生後2か月以上	生後2か月〜7歳半	4回
沈降精製百日せきジフテリア破傷風不活化ポリオヘモフィルスb型混合ワクチン	不活化／トキソイド	定期A	生後2か月以上	生後2か月から，20日以上の間隔をおいて3回。 初回免疫から6か月以上の間隔をおいて4回目。	
乾燥細胞培養日本脳炎ワクチン	不活化	定期A	生後6か月以上	第1期：生後6か月〜7歳半 第2期：9〜12歳	第1期：3回 第2期：1回
組み換え沈降4価ヒトパピローマウイルス様粒子ワクチン（酵母由来）	不活化	定期A	9歳以上	小学校6年生〜高校1年生相当年齢の女性 キャッチアップ接種：平成9〜18年度生まれの女性（2022年4月〜2025年3月の3年間）	3回
組み換え沈降9価ヒトパピローマウイルス様粒子ワクチン（酵母由来）	不活化	定期A	9歳以上	小学校6年生〜高校1年生相当年齢の女性 キャッチアップ接種：平成9〜18年度生まれの女性（2022年4月〜2025年3月の3年間）	15歳未満で開始する場合：2回 15歳以上で開始する場合：3回 別の種類のワクチンとの交互接種の場合：3回
インフルエンザHAワクチン	不活化	定期B	生後6か月以上（製剤によっては1歳以上の場合あり）	60〜64歳で定められた基礎疾患を有する者 65歳以上	各シーズン1回

ワクチン名	種類	制度	接種可能年齢	対象者	回数
肺炎球菌ワクチン	不活化	定期B	2歳以上	60〜64歳で定められた基礎疾患を有する者年度内に65，70，75，80，85，90，95，100歳以上になる者（2023年度まで）2024年度以降未定	1回
コロナウイルス（SARS-CoV-2）RNAワクチン	mRNA	臨時接種（2023年度まで，2024年度以降未定）	12歳以上 5〜11歳 6か月〜4歳 / 6歳以上	12歳以上 5〜11歳 6か月〜4歳 / 6歳以上	3回以上
乾燥弱毒生おたふくかぜワクチン	生	任意接種	1歳以上	—	—
黄熱ウイルス（17D-204株）	生	任意接種	生後9か月以上	—	—
乾燥組み換え帯状疱疹ワクチン（チャイニーズハムスター卵巣細胞由来）	不活化	任意接種	18歳以上	—	—
乾燥組織培養不活化A型肝炎ワクチン	不活化	任意接種	年齢制限なし（WHOは1歳以上を推奨）	—	—
乾燥組織培養不活化狂犬病ワクチン	不活化	任意接種	年齢制限なし	—	—
4価髄膜炎菌ワクチン（破傷風トキソイド結合体）	不活化	任意接種	2歳以上	—	—
沈降破傷風トキソイド	トキソイド	任意接種	年齢制限なし	—	—
組み換えRSウイルスワクチン	不活化	任意接種	60歳以上	—	—

出典／多屋馨子：Life-course immunization とは．臨床と微生物．50（6）659-667，2023 を参考に作成．

国家試験問題

1 飛沫感染するのはどれか。 (112回PM15)

1. 疥癬
2. 破傷風
3. デング熱
4. インフルエンザ

2 ノロウイルス感染症に罹患した患者の嘔吐物が床に飛び散っている。この処理に使用する消毒薬で適切なのはどれか。 (112回AM35)

1. 70% エタノール
2. ポビドンヨード
3. 塩化ベンザルコニウム
4. 次亜塩素酸ナトリウム

3 オートクレーブによる滅菌法はどれか。 (112回AM21)

1. 酸化エチレンガス滅菌
2. 高圧蒸気滅菌
3. 放射線滅菌
4. 乾熱滅菌

4 医療機関の廃棄物とバイオハザードマークの色の組合せで正しいのはどれか。 (第113回PM30)

1. 固体状の放射性廃棄物————黒色
2. 注射針などの鋭利な廃棄物————赤色
3. 血液などの液状, 泥状の廃棄物——黄色
4. 血液の付着したガーゼの廃棄物——橙色

5 学校保健安全法で出席停止となる学校感染症のうち, 第二種に分類されているのはどれか。 (112回AM82)

1. インフルエンザ
2. 細菌性赤痢
3. ジフテリア
4. 腸チフス
5. 流行性角結膜炎

6 抗菌薬について正しいのはどれか。 (113回AM16)

1. ウイルスに有効である。
2. 経口投与では効果がない。
3. 耐性菌の出現が問題である。
4. 正常の細菌叢には影響を与えない。

国家試験問題　181

国家試験問題 解答・解説

1 　　　　　　　　　　解答 **4**

× **1**：<u>疥癬は接触感染で起こる皮膚病である。</u>ヒゼンダニが皮膚に寄生すること，感染者と肌を長時間接触することなどから生じる。

× **2**：<u>破傷風は創部からの経皮感染である。</u>破傷風菌の芽胞が創傷から侵入し，発芽，増殖する。人から人への感染はない。

× **3**：<u>デング熱は蚊媒介感染症である。</u>デングウイルスを保有するネッタイシマカやヒトスジシマカに刺されることで感染する。人から人への感染はない。

○ **4**：<u>インフルエンザウイルスの飛沫感染に</u>よって生じる。

2 　　　　　　　　　　解答 **4**

× **1**：ノロウイルスをはじめとする感染性胃腸炎の原因ウイルスに対して，アルコール消毒薬の効果は不十分とされる。

× **2**：ポビドンヨードは，正常な皮膚・粘膜，創傷部位などの消毒に用いられるほか，インフルエンザウイルスやアデノウイルスなど一部のウイルスに対して効果を示す。

× **3**：塩化ベンザルコニウムは陽イオン界面活性剤なので，逆性石けんとよばれる。皮膚や創傷などの殺菌・消毒に用いられるが，ウイルスに対する消毒効果はない。

○ **4**：嘔吐物等は，ウイルスが飛び散らないようにペーパータオル等で静かに拭き取り，ビニール袋に密閉して廃棄する。このとき，ビニール袋に廃棄物が十分に浸る量の次亜塩素酸ナトリウムを入れることが望ましい。床などの汚染場所は，次亜塩素酸ナトリウムで浸すように，ペーパータオル等で覆うか拭きとった後，水拭きする。

※内閣府食品安全委員会 通知より。

3 　　　　　　　　　　解答 **2**

× **1**：酸化エチレンガス滅菌は，EOG の残留毒性を除去するため，滅菌後にエアレーションを要する。

○ **2**：高圧蒸気滅菌は，高圧蒸気滅菌器の内部を，飽和水蒸気で高温高圧の状態にして滅菌する方法である。

× **3**：放射線照射は，γ（ガンマ）線を用いた滅菌方法である。

× **4**：乾熱滅菌は，加熱による滅菌法の１つ。乾熱滅菌器の中で，ガラス器具（試験管など）や陶器類など耐熱性の高いものを滅菌する。

4 　　　　　　　　　　解答 **4**

赤色：液状または泥状（血液等）。橙色（オレンジ色）：固形状（血液等が付着したガーゼ等）。黄色：鋭利なもの（注射針等），ならびに，分別排出が困難なもの。

× **1**：バイオハザードマークに黒色はない。

× **2**：注射針などの鋭利な廃棄物は黄色。

× **3**：血液などの液状，泥状の廃棄物は赤色。

○ **4**

5 　　　　　　　　　　解答 **1**

○ **1**：インフルエンザは第二種。

× **2**：細菌性赤痢は第三種。

× **3**：ジフテリアは第一種。

× **4**：腸チフスは第三種。

× **5**：流行性角結膜炎は第三種。

6 　　　　　　　　　　解答 **3**

× **1**：抗菌薬は，細菌の増殖を抑制したり，殺菌したりする。

× **2**：経口抗菌薬の投与経路は確立されており，経口投与でも効果は得られる。ただし，静脈内投与が望ましい場合もある。

○ **3**：抗菌薬のむやみな投与により，抗菌薬に抵抗して生き残る菌が出現してくる。これを抗菌薬耐性菌という。

× **4**：抗菌薬は，均衡な状態にある正常細菌叢のバランスを崩すなどの影響を与えるので，むやみに投与しない。

索引

欧文

AIDS…15, 137
AUC…177
A型肝炎ウイルス…14
A群溶血レンサ球菌…100
A毒素…106
A類疾病…65, 86
BCR…38, 40
B群溶血レンサ球菌…101
B細胞…27, 29
B細胞受容体…38, 40
B毒素…106
B類疾病…65, 86
CA-MRSA…99
CD4$^+$T細胞…29, 49
CD8$^+$T細胞…29, 50
Cmax…177
CRP…35
DNAウイルス…138
DNAワクチン…64
EBウイルス…142
Fab部分…40
Fc部分…40
H5N1…134
H7N9…134
HA-MRSA…99
HAワクチン…64
HEPAフィルター…68
Hibワクチン…112
HIV…16, 137
HPVワクチン…142
HTLV-1…138
H抗原…91
H鎖…40
ICD…78
ICMT…79
ICN…78
ICPS…78
ICT…79
L鎖…40
MERS…134
MHCクラスI分子…45
MHCクラスII分子…45
mRNA…57

mRNAワクチン…57, 64
MRSA…8, 73, 99
NK細胞…27, 28, 50
O抗原…91
PAE…177
PCR…159
PD…177
PK…177
PK-PD理論…177
POCT…157
PVL…100
Q熱…117
real-time PCR法…159
RNAウイルス…138
RSウイルス…136
SARS…134
SARS-CoV-2…135
SFTS…133
SFTSウイルス…133
STI…103, 143
T$_{1/2}$…177
TAM…178
TCR…38
time above MIC…178
Toxin A…106
Toxin B…106
Treg…55
T-SPOT…120
TSST-1…98
T細胞…27, 29
T細胞受容体…38
T細胞非依存性抗原…52
VPD…64
VRE…102
β-ラクタム環…165

和文

あ

アウトブレイク…23
アカントアメーバ角膜炎…143
アカントアメーバ症…143
亜急性硬化性全脳炎…140
アクネ菌…107
アジュバント…57
アシネトバクター バウマニ…114
アスペルギルス属…128

アデノウイルス…141
アナジー…48, 55
アミノグリコシド系薬…166
アメーバ赤痢…143

い

胃炎…116
胃潰瘍…116
胃がん…116
1次反応…28
遺伝学的診断法…120
遺伝子組み換えワクチン…57
遺伝子増幅法…158
易熱性毒…14
イムノクロマトグラフィー法…157
医療関連感染…2, 78
インターフェロン…34
咽頭結膜炎…141
院内感染対策委員会…78
インフェクション コントロール・チーム
…79
インフェクション コントロール・ドクター
…78
インフルエンザウイルス…133

う

ウイルス…88
ウイルス性肝炎…138
ウイルス性食中毒…14
ウイルスベクターワクチン…57
ウインドウ期…137
ウエストナイルウイルス…139
ウエストナイル熱…139
ウエストナイル脳炎…139
牛海綿状脳症…146
ウレアーゼ活性…116

え

エアロゾル感染…6, 63, 135
液性免疫…29, 38, 51
壊死性筋膜炎…113
エピデミック…22
エピトープ…40
エフェクター細胞…33
エボラ出血熱…132
エムポックス…17, 141
エムポックスウイルス…141
エルシニア属…111
エンデミック…22

索引 183

エンテロトキシン…106
エンテロバクター属…111
エンドトキシン…91
エンドトキシンショック…91
エンベロープ…129

お

黄色ブドウ球菌…14, 98
黄熱ウイルス…132
オウム病…125
オウム病クラミドフィラ…125
オキサゾリジノン系薬…167
おたふくかぜ…141
オートクレーブ…67
オプソニン…35, 43, 54

か

回帰熱…122
回帰熱ボレリア…122
疥癬…17
疥癬トンネル…17
外毒素…105
外膜…91
角化型疥癬…18
核酸…129
核酸合成阻害…169
獲得耐性…173
獲得免疫…28, 38
角膜ヘルペス…141
ガス壊疽…106
仮性結核症…111
学校感染症…85
加熱滅菌…67
化膿性髄膜炎…112
化膿性レンサ球菌…100
カプシド…129
芽胞…91, 104
カラアザール…145
顆粒球…28
桿菌…89
カンジダ属…126
カンジダ アウリス…127
環状リポペプチド系薬…167
間接接触感染…4
感染…2
感染型食中毒…13
感染管理看護師…78
感染経路…2, 4, 60
感染経路別予防策…61, 78

感染源…2
感染症サーベイランス…82
感染症診断…148
感染制御…60
感染制御専門薬剤師…78
感染制御認定臨床微生物検査技師
…79
感染性心内膜炎…102
感染性物質…60
乾熱滅菌装置…67
カンピロバクター属菌…13

き

偽陰性…149
偽膜性大腸炎…107
ギムザ染色…151
逆転写反応…159
キャリア…3
急性灰白髄炎…139
球菌…89
急性糸球体腎炎…100
吸着…129
キューティバクテリウム属…107
狂犬病…139
狂犬病ウイルス…139
共刺激…48
強直性痙攣…105
莢膜…91, 101, 127
キラーT細胞…29, 50, 63
菌交代(症)現象…127, 176
菌糸体…125

く

空気感染…5
クオンティフェロン…120
グリコペプチド系薬…167
クラススイッチ…42, 51
クラミジア感染症…15, 124
クラミジア トラコマチス…124
グラム陰性菌…91
グラム染色…91, 151
クリプトスポリジウム…14, 145
クリプトスポリジウム症…145
クリミア・コンゴ出血熱ウイルス…132
クールー病…146
クレブシエラ属…110
クロイツフェルト−ヤコブ病…146
クローン…41
クロスプレゼンテーション…47

群毛菌…91

け

経口感染…6
蛍光染色…151
形質細胞…29
稽留熱…109
劇症型A群溶血レンサ球菌感染症
…100
血液媒介感染…6
血中半減期…177
血流感染…105
ケモカイン…30
下痢原性大腸菌…13
検疫感染症…85
原核生物…88
嫌気性菌…93
嫌気培養…154
顕性感染…3
原虫…142

こ

コアグラーゼ産生性…98
高圧蒸気滅菌装置…67
好塩基球…28
好気性菌…93
抗菌薬…164
抗菌薬関連下痢症…107
抗菌薬耐性菌…173
抗菌薬適正使用…178
口腔内常在菌…102
口腔レンサ球菌…95
抗結核薬…120
抗原…28
抗原受容体…28, 29, 41
抗原提示…28
抗原提示細胞…47
抗原認識特異性…29
好酸球…28
口唇ヘルペス…141
合成抗菌薬…164
抗生物質…164
抗体…27, 30, 40
抗体依存性細胞傷害…44
好中球…26, 28
後天性免疫不全症候群…137
後天梅毒…121
抗毒素…101
抗微生物スペクトル…69

抗微生物薬… 164
高頻度接触面… 71
酵母… 125
高リスク型HPV… 142
誤嚥性肺炎… 118
コクサッキーウイルス… 136
コクシエラ バーネッティイ… 117
黒死病… 111
古典経路… 36
コプリック斑… 140
コレラ菌… 112
コロニー… 154
昆虫媒介感染… 6

さ

細菌性髄膜炎… 103
再興感染症… 21, 82
最高血中濃度… 177
サイトカイン… 29, 30, 35
サイトロバクター属… 111
サイトメガロウイルス… 142
細胞死… 55
細胞傷害型… 31
細胞性免疫… 29, 38
細胞壁合成阻害… 168
細胞壁合成阻害薬… 167
細胞膜障害… 167, 169
殺菌… 67
作用温度… 70
作用機序… 164
作用時間… 70
作用濃度… 70
サル痘… 17, 141
サルモネラ属… 13, 109

し

ジアルジア症… 144
紫外線殺菌… 69
子宮頸がん… 142
歯周病… 118
糸状菌… 125
シスト… 143
自然耐性… 173
自然免疫… 27
市中感染型MRSA… 99
指定感染症… 83
ジフテリア菌… 107
シャーガス病… 145
煮沸消毒… 69

重症急性呼吸器症候群… 134
重症熱性血小板減少症候群… 133
十二指腸潰瘍… 116
周毛菌… 91
宿主… 2, 60
樹状細胞… 27
受動免疫… 44
猩紅熱… 100
常在細菌叢… 94
消毒薬… 69
食中毒… 105, 106
真核生物… 88, 142
新型コロナウイルス… 135
新型コロナウイルス感染症… 20, 63
新感染症… 83
真菌症… 126
新興感染症… 20, 82
深在性真菌症… 126
人獣（畜）共通感染症… 6, 19
新生児淋菌性結膜炎… 103
迅速診断検査… 157
親和性成熟… 52

す

垂直感染… 6
水痘… 140
水頭症… 145
水平感染… 6
髄膜炎… 127
スクラブ法… 72
スクレイピー… 146
スタンダードプリコーション… 60
ストレプトリジンO… 101
ストレプトリジンS… 101
スポウルディング分類… 71
スポロトリコーシス… 128

せ

性器クラミジア感染症… 124
性器ヘルペス… 15, 141
制御性T細胞… 55
性行為感染… 6
性（行為）感染症… 15
成人T細胞白血病… 138
生体防御能… 60
咳エチケット… 62
赤痢菌属… 110
世代時間… 93
赤血球凝集素… 133

接触感染… 4
セラチア マルセッセンス… 110
セレウス菌… 14, 104
尖圭コンジローマ… 15, 142
全数把握… 84
先天性巨細胞封入体症… 142
先天性トキソプラズマ症… 145
先天性風疹症候群… 140
先天梅毒… 121
潜伏期… 2, 13
潜伏梅毒… 121
線毛… 91

そ

臓器親和性… 129
粟粒結核… 119
阻止円… 160

た

帯状疱疹… 140
耐性機構… 175
大腸菌… 108
第2経路… 36
耐熱性毒… 14
多剤耐性アシネトバクター… 114
多剤耐性菌… 175
多剤耐性緑膿菌… 114
脱殻… 129
単球… 28
炭酸ガス培養… 155
単純ヘルペスウイルス… 141
炭疽… 104
炭疽菌… 104
丹毒… 100
たんぱく合成阻害… 169
たんぱく合成阻害薬… 167
単毛菌… 91

ち

チフス菌… 109
チール-ネルゼン染色… 151
中枢性免疫寛容… 55
中東呼吸器症候群… 134
中和… 43
中和抗体… 43
腸炎ビブリオ… 13
腸管感染症… 14
腸管出血性大腸菌O157:H7… 108
腸管出血性大腸菌感染症… 109

索引　185

腸チフス … 109
直接接触感染 … 4

つ

通常疥癬 … 18
通性嫌気性菌 … 93
つつが虫病 … 123
ツベルクリン反応 … 119

て

手足口病 … 136
定期予防接種 … 65
ディック毒素 … 101
ディック反応 … 101
定点把握 … 84
ディフィシル菌 … 106
デーデルライン桿菌 … 95, 107
テタノスパスミン … 105
テタノリジン … 105
テトラサイクリン系薬 … 167
デングウイルス … 132
デング出血熱 … 132
デング熱 … 132
伝染性単核球症 … 142
伝達性海綿状脳症 … 146
天然痘 … 140
伝播 … 6

と

痘そう … 140
同定 … 154
トキシックショック症候群 … 98
毒素型食中毒 … 14, 98
突発性発疹 … 142
塗抹鏡見検査 … 151
ドライオーブン … 67
トラコーマ … 124
トランスペプチダーゼ … 166
鳥インフルエンザウイルス … 134
貪食 … 26

な

ナイーブB細胞 … 42
ナイーブリンパ球 … 33
ナイセル小体 … 107
内臓リーシュマニア症 … 145
ナチュラルキラー細胞 … 27
生ワクチン … 56, 63
南米出血熱ウイルス … 132

に

二形性真菌 … 128
2次反応 … 28
日本紅斑熱 … 124
日本脳炎ウイルス … 139
乳酸桿菌 … 95
乳児ボツリヌス症 … 106
乳頭腫 … 142
ニューモシスチス肺炎 … 129
任意接種 … 66

ね

ネコひっかき病 … 113
熱水消毒 … 69
熱性咽頭炎 … 141
熱帯熱マラリア … 144
粘膜皮膚リーシュマニア症 … 145

の

ノイラミニダーゼ … 133
脳炎 … 139
嚢子 … 143
脳水腫 … 145
能動免疫 … 44
ノロウイルス … 136

は

バーキットリンパ腫 … 142
バークホルデリア セパシア … 114
肺NTM症 … 121
肺アスペルギルス症 … 128
肺炎桿菌 … 110
肺炎球菌ワクチン … 101
バイオセーフティ … 76
バイオセーフティレベル … 76
バイオハザード … 75
バイオフィルム … 9, 114
倍加時間 … 93
肺クリプトコックス症 … 127
培地 … 154
胚中心 … 52
梅毒 … 15, 121
梅毒トレポネーマ … 121
肺非結核性抗酸菌症 … 121
培養 … 154
はしか … 140
播種性クリプトコックス症 … 127
破傷風 … 105

ひ

微好気性菌 … 93
微好気培養 … 155
ヒゼンダニ … 17
ヒトT細胞白血病ウイルス1型 … 138
ヒトパピローマウイルス … 142
ヒトヘルペスウイルス … 142
ヒト免疫不全ウイルス … 137
ビフィズス菌 … 95, 108
ビフィドバクテリウム … 95
皮膚糸状菌 … 128
皮膚リーシュマニア症 … 145
ビブリオ属 … 112
飛沫核感染 … 5
飛沫感染 … 4
肥満細胞 … 28
百日咳 … 117
病院感染 … 78, 102
病院感染型MRSA … 99
病原体 … 2, 60, 89
表在性真菌症 … 126
標準予防策 … 60, 78
表皮剥脱毒素 … 99
表皮ブドウ球菌 … 98
日和見感染症 … 3
非O1NAGビブリオ … 112

パ行（は欄右）

パスツレラ症 … 113
パスツレラ属 … 113
パターン認識 … 34
パターン認識受容体 … 34
パラチフス … 109
バルトネラ属 … 113
ハンセン病 … 121
パンデミック … 20, 23
パントン・バレンタイン型ロイコシジン … 100

ふ

風疹 … 140
プール熱 … 141
不応答状態 … 55
不活化ワクチン … 56, 63
不顕性感染 … 3, 139
ブドウ球菌性熱傷様皮膚症候群 … 99
プラスミド … 102, 176
プリオン … 146

プリオン病 … 146
分生子 … 128

へ

ペニシリン耐性肺炎球菌 … 101
ヘマグルチニン … 133
ヘモフィルス属 … 112
ヘリコバクター ピロリ … 116
ヘルパーT細胞 … 29, 49
ヘルパー型 … 31
ヘルパンギーナ … 136
ベロ毒素 … 109
ベンガル型コレラ … 112
鞭毛 … 91

ほ

放射線滅菌 … 68
ポーリン … 174
ポーリン孔 … 174
保菌者 … 3
墨汁染色 … 151
母子感染 … 6
補体 … 30, 44
発疹熱 … 124
発赤毒 … 101
ボツリヌス菌 … 14, 105
ボツリヌス食中毒 … 105
ボツリヌス毒素 … 105
ポリオ … 139
ポリオウイルス … 139
ポリクローナル抗体 … 43
ポリペプチド系薬 … 167
ポリメラーゼ連鎖反応 … 159
ポンティアック熱 … 115

ま

マイコプラズマ肺炎 … 122
膜障害 … 170
マクロファージ … 26, 28
マクロライド系薬 … 167
麻疹 … 140
末梢性免疫寛容 … 55
マラリア … 144
マールブルグウイルス … 132
マンニット分解能 … 98

み

水ぼうそう … 140
三日熱マラリア … 144

三日はしか … 140

む

ムーコル症 … 128
無芽胞菌 … 104
無症候感染 … 3
ムンプスウイルス … 141

め

メチシリン耐性黄色ブドウ球菌 … 8, 73, 99
滅菌 … 66
メモリーT細胞 … 51
免疫 … 26
免疫記憶 … 28
免疫グロブリン … 40
免疫系 … 26
免疫反応 … 26

も

モノクローナル抗体 … 43
モンキーポックスウイルス … 141

や

薬剤耐性緑膿菌感染症 … 114
薬物動態 … 177
薬力学 … 177
野兎病 … 117

ゆ

有芽胞菌 … 104
輸入感染症 … 82
輸入真菌症 … 129

よ

溶血毒 … 101
溶血性尿毒症症候群 … 109
四日熱マラリア … 144
予防接種 … 63

ら

ライム病 … 122
ライム病ボレリア … 122
ラクトバチルス属 … 107
ラセン菌 … 89
ラッサウイルス … 132
ラッサ熱 … 132
ラビング法 … 72
卵形マラリア … 144

り

リウマチ熱 … 100
リステリア症 … 107
リステリア モノサイトゲネス … 107
リボソーム顆粒 … 91
リポ多糖 … 91
流行性結膜炎 … 141
流行性耳下腺炎 … 141
両毛菌 … 91
緑膿菌 … 113
淋菌感染症 … 15
リンパ球 … 27

れ

レクチン経路 … 36
レジオネラ症 … 115
レジオネラ肺炎 … 115

ろ

濾過滅菌 … 68
ロタウイルス … 14, 137
ロッキー紅斑熱 … 124

わ

ワイル病 … 122
ワクチン … 56, 63

新体系看護学全書

疾病の成り立ちと回復の促進❷

感染制御学・微生物学

2007年 1 月18日	第1版第1刷発行
2013年 1 月11日	第2版第1刷発行
2024年10月15日	第3版第1刷発行

定価(本体1,600円＋税)

編　集｜小林　寅喆Ⓒ　　　　　　　　　　　　　　　　　　　〈検印省略〉

発行者｜亀井　淳

発行所｜**株式会社 メヂカルフレンド社**

https://www.medical-friend.jp
〒102-0073 東京都千代田区九段北3丁目2番4号 麹町郵便局私書箱48号
電話｜(03)3264-6611　振替｜00100-0-114708

Printed in Japan　落丁・乱丁本はお取り替えいたします
ブックデザイン｜松田行正(株式会社マツダオフィス)
印刷｜大盛印刷(株)　製本｜(有)井上製本所
ISBN 978-4-8392-3414-0　C3347　　　　　　　　　　　　000604-006

●本書に掲載する著作物の著作権の一切〔複製権・上映権・翻訳権・譲渡権・公衆送信権(送信可能化権を含む)など〕は，すべて株式会社メヂカルフレンド社に帰属します。
●本書および掲載する著作物の一部あるいは全部を無断で転載したり，インターネットなどへ掲載したりすることは，株式会社メヂカルフレンド社の上記著作権を侵害することになりますので，行わないようお願いいたします。
●また，本書を無断で複製する行為(コピー，スキャン，デジタルデータ化など)および公衆送信する行為(ホームページの掲載やSNSへの投稿など)も，著作権を侵害する行為となります。
●学校教育上においても，著作権者である弊社の許可なく著作権法第35条(学校その他の教育機関における複製等)で必要と認められる範囲を超えた複製や公衆送信は，著作権法に違反することになりますので，行わないようお願いいたします。
●複写される場合はそのつど事前に弊社(編集部直通TEL03-3264-6615)の許諾を得てください。

新体系看護学全書

専門基礎分野

人体の構造と機能❶ 解剖生理学
人体の構造と機能❷ 栄養生化学
人体の構造と機能❸ 形態機能学
疾病の成り立ちと回復の促進❶ 病理学
疾病の成り立ちと回復の促進❷ 感染制御学・微生物学
疾病の成り立ちと回復の促進❸ 薬理学
疾病の成り立ちと回復の促進❹ 疾病と治療1 呼吸器
疾病の成り立ちと回復の促進❺ 疾病と治療2 循環器
疾病の成り立ちと回復の促進❻ 疾病と治療3 消化器
疾病の成り立ちと回復の促進❼ 疾病と治療4 脳・神経
疾病の成り立ちと回復の促進❽ 疾病と治療5 血液・造血器
疾病の成り立ちと回復の促進❾ 疾病と治療6
内分泌／栄養・代謝
疾病の成り立ちと回復の促進❿ 疾病と治療7
感染症／アレルギー・免疫／膠原病
疾病の成り立ちと回復の促進⓫ 疾病と治療8 運動器
疾病の成り立ちと回復の促進⓬ 疾病と治療9
腎・泌尿器／女性生殖器
疾病の成り立ちと回復の促進⓭ 疾病と治療10
皮膚／眼／耳鼻咽喉／歯・口腔
健康支援と社会保障制度❶ 医療学総論
健康支援と社会保障制度❷ 公衆衛生学
健康支援と社会保障制度❸ 社会福祉
健康支援と社会保障制度❹ 関係法規

専門分野

基礎看護学❶ 看護学概論
基礎看護学❷ 基礎看護技術Ⅰ
基礎看護学❸ 基礎看護技術Ⅱ
基礎看護学❹ 臨床看護総論
地域・在宅看護論 地域・在宅看護論
成人看護学❶ 成人看護学概論／成人保健
成人看護学❷ 呼吸器
成人看護学❸ 循環器
成人看護学❹ 血液・造血器
成人看護学❺ 消化器
成人看護学❻ 脳・神経
成人看護学❼ 腎・泌尿器
成人看護学❽ 内分泌／栄養・代謝
成人看護学❾ 感染症／アレルギー・免疫／膠原病
成人看護学❿ 女性生殖器
成人看護学⓫ 運動器
成人看護学⓬ 皮膚／眼
成人看護学⓭ 耳鼻咽喉／歯・口腔

経過別成人看護学❶ 急性期看護：クリティカルケア
経過別成人看護学❷ 周術期看護
経過別成人看護学❸ 慢性期看護
経過別成人看護学❹ 終末期看護：エンド・オブ・ライフ・ケア
老年看護学❶ 老年看護学概論／老年保健
老年看護学❷ 健康障害をもつ高齢者の看護
小児看護学❶ 小児看護学概論／小児保健
小児看護学❷ 健康障害をもつ小児の看護
母性看護学❶
母性看護学概論／ウィメンズヘルスと看護
母性看護学❷
マタニティサイクルにおける母子の健康と看護
精神看護学❶ 精神看護学概論／精神保健
精神看護学❷ 精神障害をもつ人の看護
看護の統合と実践❶ 看護実践マネジメント／医療安全
看護の統合と実践❷ 災害看護学
看護の統合と実践❸ 国際看護学

別巻

臨床外科看護学Ⅰ
臨床外科看護学Ⅱ
放射線診療と看護
臨床検査
生と死の看護論
リハビリテーション看護
病態と診療の基礎
治療法概説
看護管理／看護研究／看護制度
看護技術の患者への適用
ヘルスプロモーション
現代医療論
機能障害からみた成人看護学❶
呼吸機能障害／循環機能障害
機能障害からみた成人看護学❷
消化・吸収機能障害／栄養代謝機能障害
機能障害からみた成人看護学❸
内部環境調節機能障害／身体防御機能障害
機能障害からみた成人看護学❹
脳・神経機能障害／感覚機能障害
機能障害からみた成人看護学❺
運動機能障害／性・生殖機能障害

基礎分野

基礎科目 物理学
基礎科目 生物学
基礎科目 社会学
基礎科目 心理学
基礎科目 教育学